Das

akademische Hospital der Universität Giefsen

in dem Jahre 1848

von

Dr. A. Wernher,

Professor der Chirurgie, Direktor des akademischen Hospitals und der chirurgischen Klinik.

Giefsen, 1849.

Als Manuscript gedruckt.

Den

klinischen Praktikanten

des Jahres 1848.

In den nachfolgenden Blättern lege ich Ihnen, meine Herren, einen Theil der Resultate unserer gemeinschaftlichen Arbeiten vor. Ich wünsche, dafs die Durchsicht dieser Blätter Ihnen eine Anregung sein möchte, kein Material, welches Ihnen zum wissenschaftlichen Fortschritte und zur Erweiterung und Feststellung Ihrer Erfahrung dargeboten wird, unbenutzt zu lassen, sowie für spätere Zeiten ein Mittel, um sie sowohl an das gemeinsam wissenschaftlich Erstrebte, als auch an die Personen, mit welchen wir unser Streben vereinigten, zu erinnern.

Giefsen, den 1. Januar 1849.

Wernher.

In dem Jahre 1847 haben die Direktoren des akademischen Hospitals, zum erstenmale seit dessen Entstehung, dem Publikum eine Uebersicht sowohl über die Ergebnisse der Verwaltung, als auch über die Resultate ihrer ärztlichen Leistungen vorgelegt. Eine gleiche, nur ausführlichere und vollständigere Uebersicht zu veröffentlichen, veranlaſst mich theils der Wunsch, das Interesse für das mir übergebene Hospital möglichst allseitig zu erregen, durch die offene Darlegung dessen, was geleistet worden ist, das Vertrauen und die so nothwendige Unterstützung des Publikums immer vielfacher zu gewinnen, theils das Bedürfniſs, durch eine möglichst vollständige öffentliche Aufklärung über den Stand und die Leistungen des mir übergebenen wichtigen Institutes, so viel es an mir ist, die unbegründeten Verdächtigungen zurückweisen zu helfen, welche gegen die Vorsteher hiesiger Lehrinstitute neuerlich so vielfach und selbst von Solchen laut geworden sind, welche man eher als Vertheidiger auftreten zu sehen hätte erwarten dürfen.

In dem Jahre 1847 waren auf den Vorschlag der Direktoren des akademischen Hospitales bedeutende Reformen in der Verwaltung desselben ins Leben getreten, durch welche einerseits eine bessere Verpflegung der Kranken, andererseits eine zweckmäſsigere Verwendung der kärglichen Mittel für ihre eigentliche Bestimmung beabsichtigt wurde. Diese Absicht ist auf das erfreulichste erfüllt worden, indem, ohne daſs in dem ganzen Jahre nur eine Klage über mangelhafte Verpflegung eingelaufen wäre und ohne daſs der Staat einen Pfennig zu der früheren Dotation zugelegt hätte, die Direktoren dennoch die Mittel gefunden haben, eine Krankenfrequenz, die weit über das Doppelte der frühern hinausgeht, zu unterhalten und zu verpflegen und hierdurch das Material für die Unterweisung der jungen Aerzte um Vieles dem Stande zu nähern, welchen das Bedürfnifs eines vollständigen ärztlichen Unterrichts erfordert.

Ich glaube dieses erfreulichen Zeichens des gestiegenen Zutrauens zu der Anstalt um so mehr erwähnen zu dürfen, als die Zeitereignisse, welche auf so viele Verhältnisse störend einwirkten, auch nicht ohne einigen nachtheiligen Einflufs auf das Hospital geblieben sind. Grofse öffentliche Arbeiten, welche in der Nähe betrieben worden waren, und welche eine beträchtliche Zahl fremder Personen hierher gezogen hatten, die bei Erkrankungen ihre Zuflucht in dem Hospitale zu suchen pflegten, waren eingestellt worden; die Gemeinden, vielfach in Anspruch genommen und plötzlich in andere Verwaltungsverhältnisse tretend, konnten und wollten zum Theile nicht so bereitwillig für ihre erkrankten Angehörigen sorgen, als dieses früher geschehen war; die Zahl der Dienstboten und Gesellen hatte sich im Gefolge der Arbeitsstockung und der Einschränkungen, welchen sich manche Familie unterziehen zu müssen glaubte, vermindert u. s. w.

Trotz dieser ungünstigen Einflüsse erfuhr das akademische Hospital dennoch eine beträchtliche Vermehrung seiner Frequenz, auch im Vergleiche zu der des vorhergehenden Jahres, in welchem ich schon eine beträchtliche Zunahme berichten konnte. Die Gesammtzahl der Kranken in den verschiedenen Kliniken stellte sich nämlich vom 1. Januar bis 31. December 1848 auf . . . . **793.**

Davon kommen auf:

1) Innere Klinik:	
a) Abtheilung für innere Kranken	392.
b) Abtheilung für Scabiöse	130.
	522.
2) Chirurgische Klinik	271.
	793.

Von diesen waren:

1) Zunftgenossen . . . . 176.
2) Dienstboten, welche Beiträge gezahlt hatten . . 213.
3) Von Gemeinden, Corporationen und Behörden eingewiesen . . . . 93.
4) Städtische Arme . . . . 39.
5) Privatkranke . . . . 272.

Für 722 Personen wurden aus deren eignen Mitteln, oder aus öffentlichen und Gesellschaftskassen, Entschädigungen für die durch die Behandlung entstandenen Kosten geleistet; 71 dagegen, etwa $^1/_{11}$ sämmtlicher Kranken, wurden von dem akademischen Hospitale unentgeldlich behandelt.

Sämmtliche Kranke haben in dem akademischen Hospitale 19,970 Tage zugebracht. Die gesammten Einnahmen werden etwa 11,600 fl. betragen, die Kosten eines einzelnen Verpflegungstages stellen sich daher im Durchschnitte auf 34—35 kr. Dagegen werden von der Hospitalverwaltung von Privatkranken, insofern diese nicht besondere Bequemlichkeiten, ein eignes besser möblirtes Zimmer u. s. w. verlangen, nur 18 kr. tägliche Entschädigung, also etwa die Hälfte der wirklichen Kosten beansprucht und die gesammte Entschädigungssumme nie über 25 fl. gesteigert.

Von Zunftgenossen waren im Ganzen 938 fl. 24 kr. eingegangen, wovon 253 fl. 24 kr. für Erhebung und für Medikamente für ambulatorisch behandelte Gesellen verwendet worden sind. Es verbleiben sonach noch 685 fl. als Entschädigung für die Kurkosten der in dem Hospitale selbst verpflegten Zunftgenossen und da dieselben 3146 Tage in dem Hospitale zubrachten, so beträgt die Entschädigungssumme für den einzelnen Tag nur 13$^1/_2$ kr., also noch nicht die Hälfte der wirklichen Kosten.

Das Gesammteinkommen von Dienstboten betrug 1028 fl. 5 kr. Auch hiervon wurden 176 fl. 5 kr. für Erhebung und für Arzneikosten für die Behandlung solcher Dienstboten, welche in der Wohnung ihrer Herrschaften verblieben, verausgabt. Die Gesammtzahl der Verpflegungstage, welche

Dienstboten im Hospitale zubrachten, ist 3788; es sind daher für den einzelnen Verpflegungstag nur $13\frac{1}{2}$ kr. als Entschädigung geleistet worden. Im Vergleiche mit dem oben mitgetheilten wirklichen Betrage der Verpflegungskosten hat sonach das Hospital von Dienstboten ungefähr 1200 fl. weniger eingenommen, als es in deren Interesse ausgegeben hat. Diese Summe kömmt, aufser der Ersparung des ärztlichen Honorars, den Dienstherrschaften und den Dienstboten zu Gute, welche aufserdem vielfach eine bessere Verpflegung fanden, als sie ihnen zu Hause hätte zu Theil werden können.

Aus städtischen Mitteln wurden vertragsmäfsig für die Behandlung städtischer Armenkranken 1000 fl. vergütet, von denen nach Abzug von 725 fl. für Medikamente zur Behandlung ambulatorischer Kranken, noch 275 fl. als Entschädigung für die im Hospitale selbst Verpflegten übrig blieben. Im Vergleiche mit der Zahl der Verpflegungstage (1529) ergiebt sich eine Entschädigung von $10\frac{1}{2}$ kr. für den einzelnen Tag.

Die einzelnen Krankheitsformen, welche im Verlaufe des Jahres in beiden stationären Kliniken vorkamen, sind in der nachfolgenden Tabelle zusammengestellt. Mehrfache, von einander unabhängige Krankheitsformen, welche bei einem und demselben Kranken beobachtet wurden, sind einzeln aufgeführt.

Bezeichnung der Krankheitsformen.	Gesammtzahl d. vorgekommenen Fälle.	Geheilt.	Gebessert.	Ungebessert.	Gestorben.	Bemerkungen.
Krankheiten der Haut und des Unterhautzellgewebes.						
Prurigo	3	3	—	—	—	
Intertrigo	1	1	—	—	—	
Eczema	4	4	—	—	—	
Eczema ani	2	2	—	—	—	
Ecthyma	8	8	—	—	—	
Lupus tuberculosus . . .	1	—	1	—	—	
Lupus ulcerosus . . .	1	1	—	—	—	
Favus	2	2	—	—	—	
Impetigo	1	1	—	—	—	
Mentagra	1	—	—	1	—	
Rupia	1	1	—	—	—	
Ichthyosis	1	—	1	—	—	
Scabies	130	130	—	—	—	
Pernio	2	2	—	—	—	
Rubeola	2	2	—	—	—	
Variola	1	1	—	—	—	
Variolois	10	10	—	—	—	
Scarlatina	1	1	—	—	—	
Erysipelas faciei . . .	10	9	1	—	—	
„ ambulans . . .	1	1	—	—	—	
„ palpebrae . . .	1	1	—	—	—	
„ extremitatum . .	10	9	—	—	—	1 noch in Behandlung.
Furunculus	4	4	—	—	—	
Anthrax	2	2	—	—	—	
Phlegmone labii superioris . .	1	1	—	—	—	
Phlegmone diffusa brachii . .	1	—	—	—	1	
„ „ manus . .	1	1	—	—	—	
„ „ genu . .	3	3	—	—	—	
„ „ pedis . .	3	3	—	—	—	
„ chronica pedis . .	3	3	—	—	—	
Combustio faciei et oculor. .	1	1	—	—	—	
„ pedis	2	2	—	—	—	
„ manus	1	1	—	—	—	
Panaritium.	6	6	—	—	—	
Incarnatio unguis	2	2	—	—	—	Operat. nach Dupuytren 1 mal.
Abscessus in planta pedis . .	2	2	—	—	—	
„ malac, fistul. salival.	1	1	—	—	—	
„ in vola manu . .	1	1	—	—	—	
„ congestivus clausus .	1	1	—	—	—	Punktion.
Contusio brachii.	3	3	—	—	—	
„ pectoris	3	3	—	—	—	
„ dorsi	1	1	—	—	—	
„ extr. inferior . . .	1	1	—	—	—	

Bezeichnung der Krankheitsformen.	Gesammtzahl d. vorgekommenen Fälle.	Geheilt.	Gebessert.	Ungebessert.	Gestorben.	Bemerkungen.
Vulnera capitis	7	7	—	—	—	
„ faciei	1	1	—	—	—	
„ palpebrae sup. . .	1	1	—	—	—	
„ digitorum . . .	4	4	—	—	—	
„ montis veneris . .	1	1	—	—	—	
„ scroti et testis . .	1	1	—	—	—	
„ pedis	1	1	—	—	—	
„ contusa pedis . .	1	1	—	—	—	
Ulcus impetigino pedis . .	2	2	—	—	—	
„ menstruale . . .	1	1	—	—	—	
Ulcera varicosa	5	5	—	—	—	
„ oedematos. pedis . .	1	1	—	—	—	
„ simplex	1	1	—	—	—	
„ gangraenosum. . .	1	—	—	—	—	noch in Behandlung.
Gangraena ex contusione . .	1	1	—	—	—	
Oedema pedum	2	2	—	—	—	
Anasarca	1	1	—	—	—	
Krankheiten des Blutes und des Gefäfssystems.						
Chlorosis	12	2	8	1	—	1 noch in Behandlung.
Anaemia chronica . . .	5	—	5	—	—	
Lymphangitis extremitat. . .	2	1	—	—	—	1 noch in Behandlung.
„ dorsi penis . .	1	1	—	—	—	
„ puerperalis cruris.	1	1	—	—	—	
Lymphadenitis colli	2	1	—	1	—	
„ axillaris . .	1	1	—	—	—	
Phlebitis	2	—	—	—	2	nach Amputation und Phlegmone brachii.
„ capillaris . . .	2	2	—	—	—	
Varices extr. inferior. . .	3	—	3	—	—	
„ recti	1	—	1	—	—	
Hypertrophia cordis . . .	6	—	1	5	—	
Vitia organica cordis. . .	3	—	—	2	1	
Vulnus arteriarum . . .	2	2	—	—	—	Ligatur.
Aneurysma spur. traum. . .	1	1	—	—	—	Ligatur.

Bezeichnung der Krankheitsformen.	Gesammtzahl d. vorgekommenen Fälle.	Geheilt.	Gebessert.	Ungebessert.	Gestorben.	Bemerkungen.
Krankheiten der Nerven und Nervencentren.						
Morbus cerebri chronicus . .	1	—	—	—	1	
Apoplexia	1	—	—	—	1	
Meningitis	1	1	—	—	—	
Tubercula cerebri . . .	1	—	—	—	1	gleichzeitig mit Psoitis und Caries vertebrarum.
Hemiplegia	3	—	—	3	—	
Paraplegia	1	—	—	1	—	
Paralysis incompl. brachii . .	1	—	1	—	—	
Glossoplegia	3	—	—	3	—	
Cephalaemia	2	2	—	—	—	
„ ex graviditate .	1	1	—	—	—	
Commotio cerebri	5	5	—	—	—	
„ „ et med. spin.	1	1	—	—	—	
Irritatio spinalis. . . .	2	1	1	—	—	
Commotio med. spin. . .	2	2	—	—	—	
Rheumatismus acutus febrilis .	2	2	—	—	—	
„ „ brachii .	1	—	1	—	—	
„ „ cruris .	1	1	—	—	—	
Prosopalgia	1	1	—	—	—	
Rheumatismus pectoris . .	2	2	—	—	—	
Neuralgia plex. brachial. . .	2	2	—	—	—	
„ intercostalis . .	1	1	—	—	—	
Rheumatismus chronicus . .	12	9	2	1	—	
Ischias	1	1	—	—	—	
Hysteria	10	4	4	2	—	
Epilepsia	5	—	2	3	—	
Chorea	1	—	—	1	—	
Lypothymia	1	1	—	—	—	
Hypochondria	1	—	—	—	—	
Krankheiten des Knochensystems.						
Fractura cranii	1	1	—	—	—	
„ ossium nasi . . .	1	1	—	—	—	
„ costarum . . .	1	1	—	—	—	
„ ossis sacri . . .	1	1	—	—	—	
„ pelvis	2	1	—	—	1	
„ humeri. . . .	1	1	—	—	—	
„ radii et ulnae . .	2	1	—	—	—	1 noch in Behandlung.
„ radii	2	2	—	—	—	
„ ulnae	1	1	—	—	—	
„ ossum carpi. . .	1	1	—	—	—	
„ metacarpi pollicis .	1	1	—	—	—	
„ digiti annularis . .	1	1	—	—	—	

Bezeichnung der Krankheitsformen.	Gesammtzahl d. vorgekommenen Fälle.	Geheilt.	Gebessert.	Ungebessert.	Gestorben.	Bemerkungen.
Fractura femoris . . .	1	1	—	—	—	
„ comminutiva femoris .	1	1	—	—	—	amputirt.
„ tibiae et fibulae . .	1	1	—	—	—	
„ fibulae. . . .	1	1	—	—	—	
„ ossium metatarsi . .	1	1	—	—	—	
„ male conformata tibiae.	1	—	1	—	—	
Inflammatio chronica oss. ilei .	1	1	—	—	—	
Caries et necrosis sterni . .	1	1	—	—	—	Extraction d. Sequester.
„ costarum. . . .	1	1	—	—	—	
„ ossis metac. digit. min. .	1	1	—	—	—	
Necrosis tibiae	2	1	—	1	—	Tod durch Tuberculose und Pyaemie.
„ ossium tarsi. .	1	1	—	—	—	Amputation nach Syme.
„ humeri. . .	1	—	1	—	—	
Cyphosis scoliotica . .	1	—	—	1	—	

Krankheiten der Luftwege.

Bezeichnung der Krankheitsformen.	Gesammtzahl d. vorgekommenen Fälle.	Geheilt.	Gebessert.	Ungebessert.	Gestorben.	Bemerkungen.
Epistaxis	1	1	—	—	—	
Pneumonia	14	9	—	—	3	2 noch in Behandlung.
Pleuropneumonia . . .	2	2	—	—	—	
Pleuritis exsudativa . . .	2	2	—	—	—	
Laryngocatarrhus . . .	1	1	—	—	—	
Bronchitis	1	1	—	—	—	
Catarrhus pulmonum. . .	17	13	—	—	—	4 noch in Behandlung.
„ epidemicus. . .	14	14	—	—	—	
Phthisis laryngea . . .	1	—	—	—	1	
Tuberculosis pulmonum . .	20	—	12	3	5	
Oedema pulmonum . . .	1	—	—	—	1	
Emphysema pulmonum . .	5	4	—	1	—	
Hydropneumothorax . . .	1	—	—	1	—	

Krankheiten des Nahrungskanals.

Bezeichnung der Krankheitsformen.	Gesammtzahl d. vorgekommenen Fälle.	Geheilt.	Gebessert.	Ungebessert.	Gestorben.	Bemerkungen.
Typhus abdominalis . . .	31	18	—	—	9	4 noch in Behandlung.
Febris intermittens . . .	5	5	—	—	—	
Parotitis	1	1	—	—	—	
Parulis	4	4	—	—	—	
Stomatitis dyphteritica . .	1	1	—	—	—	
„ cremosa . . .	1	1	—	—	—	
Angina tonsillaris acuta . .	4	4	—	—	—	
„ „ chronica. .	2	1	1	—	—	

Bezeichnung der Krankheitsformen.	Gesammtzahl d. vorgekommenen Fälle.	Geheilt.	Gebessert.	Ungebessert.	Gestorben.	Bemerkungen.
Angina maligna.	1	—	—	—	1	
Peritonitis	4	3	1	—	—	
„ ex perforatione	1	—	—	—	1	
Exsudatio retroperitonealis	1	1	—	—	—	
Periproctitis haemorrhoidalis	2	2	—	—	—	
Dysenteria	1	1	—	—	—	
Catarrhus ventriculi	31	31	—	—	—	
„ intestinalis	14	14	—	—	—	
Febris gastrico-rheum.	1	1	—	—	—	
Gastricismus	1	1	—	—	—	
Cholera nostras	1	1	—	—	—	
Cardialgia	5	5	—	—	—	
„ hysterica	1	—	1	—	—	
Marasmus senilis	1	—	—	—	—	noch in Behandlung.
Ileus	2	2	—	—	—	
Abscessus in abdomine	1	1	—	—	—	
„ stercoralis puerperalis.	1	1	—	—	—	
Hernia inguinalis ext.	1	1	—	—	—	Radikaloperation.
Tuberculosis intestinalis	2	—	—	—	—	Gleichzeitig mit tub. pulm.
Melaena et cirrhosis	2	—	1	—	—	
Ulcus ventriculi	1	1	—	—	—	
Strictura oesophagi	1	—	—	—	—	gleichzeitig mit Phthisis laryng.
„ pylori	1	—	—	—	—	
Commotio hepatis	1	—	—	—	—	gleichzeitig mit Commotio cerebri.
Icterus	1	1	—	—	—	
Taenia solium	1	1	—	—	—	

Krankheiten des Genito-urinar-Systems.

Bezeichnung der Krankheitsformen.	Gesammtzahl d. vorgekommenen Fälle.	Geheilt.	Gebessert.	Ungebessert.	Gestorben.	Bemerkungen.
Mastitis	2	1	—	—	—	1 noch in Behandlung.
Nephritis	2	1	—	—	1	
Cystitis	1	1	—	—	—	
Morbus Brightii	1	—	—	—	1	
Haematuria renum	1	1	—	—	—	
Orchitis rheumatica	1	—	—	—	—	noch in Behandlung.
Epididymitis	2	2	—	—	—	
Catarrhus vesicae	1	1	—	—	—	
Blennorrhoea vaginae.	1	—	—	1	—	
„ urethrae	8	8	—	—	—	
„ „ secund.	2	2	—	—	—	
Spermatorrhoea	2	—	2	—	—	
Strictura urethrae	1	—	1	—	—	Scarification.
Phymosis	1	1	—	—	—	Operation nach Ricord.

ttt

Bezeichnung der Krankheitsformen.	Gesammtzahl d. vorgekommenen Fälle.	Geheilt.	Gebessert.	Ungebessert.	Gestorben.	Bemerkungen.
Hypertrophia prostatae . .	2	—	2	—	—	
Metritis et oophoritis . .	1	1	—	—	—	
Hydrops ovarii	1	—	—	1	—	
Amenorrhoea	1	1	—	—	—	
Dysmenorrhoea	2	1	1	—	—	
Metrorrhagia	4	3	1	—	—	
Fistula vesico vaginalis . .	2	—	—	—	—	noch in Behandlung.
Ruptura vesicae.	1	—	—	—	1	

Krankheiten der Gelenke.

Bezeichnung der Krankheitsformen.	Gesammtzahl d. vorgekommenen Fälle.	Geheilt.	Gebessert.	Ungebessert.	Gestorben.	Bemerkungen.
Rheumatismus articulorum. .	8	6	1	—	—	1 noch in Behandlung.
Spondylalgia cervicalis . .	1	1	—	—	—	
„ lumbalis . .	1	—	1	—	—	
„ sacralis . . .	2	2	—	—	—	
Coxalgia	3	2	—	—	—	1 noch in Behandlung.
Coxitis chronica.	1	—	1	—	—	
Gonarthritis	3	2	—	1	—	
Gonarthrocace	4	3	—	—	1	1 Amputation, Tod.
Abscessus genu.	1	1	—	—	—	
Contusio genu	2	2	—	—	—	
Hygroma cysticum patellare .	1	1	—	—	—	
Hydrarthron genu	4	4	—	—	—	
Contractura genu spast. Chorea.	1	—	1	—	—	Tenotomie mehrmals.
Anchylosis patellae . . .	1	—	—	1	—	
„ spuria genu . .	3	—	3	—	—	
„ vera genu. . .	1	—	—	1	—	
Podarthrocace	5	3	—	1	—	1 noch in Behandlung.
Arthrophlogosis puerp. . .	1	1	—	—	—	
Contorsio pedis.	4	4	—	—	—	
„ manus	1	1	—	—	—	
Olenartrocace	2	1	—	1	—	1 Amputat. d. Oberarms.
Luxatio inveterata humeri. .	1	1	—	—	—	
Luxatio spontanea femoris. .	1	—	—	1	—	
Anchylosis humeri . . .	1	—	—	1	—	
Talipes valgus	1	1	—	—	—	
Pes equinus duplex spasm. .	1	—	1	—	—	Operation.

Gutartige Geschwülste.

Bezeichnung der Krankheitsformen.	Gesammtzahl d. vorgekommenen Fälle.	Geheilt.	Gebessert.	Ungebessert.	Gestorben.	Bemerkungen.
Lipoma colli	2	2	—	—	—	Exstirpation.
Obesitas	1	1	—	—	—	
Meliceris	1	1	—	—	—	Exstirpation.
Sarcocele	1	—	—	1	—	
Polypus uteri	1	1	—	—	—	Ligatur.
„ nasi	1	1	—	—	—	Exstirpation.

Bezeichnung der Krankheitsformen.	Gesammtzahl d. vorgekommenen Fälle.	Geheilt.	Gebessert.	Ungebessert.	Gestorben.	Bemerkungen.
Hydrocele congenita aperta .	2	2	—	—	—	Subcutane Incision, Acupunctur.
Enchondroma	1	—	—	1	—	
Tumor. fibrosus Antri Highm. .	1	1	—	—	—	Exstirpation.

Bösartige Geschwülste.

Bezeichnung der Krankheitsformen.	Gesammtzahl d. vorgekommenen Fälle.	Geheilt.	Gebessert.	Ungebessert.	Gestorben.	Bemerkungen.
Fungus medullaris .	2	—	—	1	—	1 noch in Behandlung.
Carcinoma uteri. .	1	—	—	—	1	öftere Cauterisationen m. dem Ferrum candens.
„ labii. . .	1	1	—	—	—	Operation.
„ in cicatrice .	1	1	—	—	—	Amputation des Oberarms.
„ linguae . .	1	—	—	1	—	

Krankheiten der Augen und ihrer Umgebung.

Bezeichnung der Krankheitsformen.	Gesammtzahl d. vorgekommenen Fälle.	Geheilt.	Gebessert.	Ungebessert.	Gestorben.	Bemerkungen.
Conjunctivitis chronica . .	18	14	4	—	—	
„ senilis	1	1	—	—	—	
Retinitis	2	2	—	—	—	
Keratitis	3	1	2	—	—	
Ophthalmia bellica	1	—	1	—	—	
„ scrofulosa . .	10	6	2	—	—	2 noch in Behandlung.
„ granulosa . .	1	—	1	—	—	
„ rheumatica . .	3	2	1	—	—	
Choroideitis	2	1	—	1	—	
Exsudatio choroideae. . . .	1	—	1	—	—	
Iritis syphilitica.	1	1	—	—	—	
„ duplex	1	1	—	—	—	
Ophthalmia neonatorum . .	1	1	—	—	—	
Dacryocystitis	1	1	—	—	—	
Hypopium.	1	—	1	—	—	
Abscessus subconjunctivalis .	1	1	—	—	—	
Ulcera corneae	2	—	2	—	—	
Macula corneae.	4	—	3	1	—	
Obscuratio corneae	1	1	—	—	—	
Pterygium.	1	—	—	1	—	
Trachoma et Pannus. . . .	7	1	4	—	—	2 noch in Behandlung.
Pannus	2	1	1	—	—	
Hyperceratosis	1	—	1	—	—	
Staphyloma corneae	1	1	—	—	—	Operation.
Cataracta caps.	3	3	—	—	—	Operation.
„ lentis	10	5	4	—	—	Reclination, 1mal Synycessis.
centralis . .	1	1	—	—	—	Operation.

Bezeichnung der Krankheitsformen.	Gesammtzahl d. vorgekommenen Fälle.	Geheilt.	Gebessert.	Ungebessert.	Gestorben.	Bemerkungen.
Haemophthalmos . . .	2	2	—	—	—	
Hebetudo sisus	1	—	1	—	—	
Amaurosis	1	—	—	1	—	
Ectropium	2	1	—	1	—	
Catarrhus sacci lacrym. . .	1	—	—	—	—	noch in Behandlung.
Otitis chronica	2	—	2	—	—	
Ulcera syphilitica . . .	11	8	—	—	—	3 noch in Behandlung.
„ „ palati . .	3	2	—	—	—	1 noch in Behandlung.
Bubones	4	3	—	—	—	1 noch in Behandlung.
Condylomata accuminata . .	9	8	—	—	—	1 noch in Behandlung.
„ lata . . .	3	2	—	—	—	1 noch in Behandlung.
Fissura ani syph. . . .	2	2	—	—	—	
Syphilis congenita . . .	1	1	—	—	—	
Ozaena syphilitica . . .	1	1	—	—	—	
Blennorhoea uteri syph. . .	1	1	—	—	—	
Dolores osteocopi . . .	2	2	—	—	—	
Corona veneris, tubercula, s. .	1	—	—	1	—	
Roseola syphilitica . . .	3	3	—	—	—	
Prurigo syph.	1	1	—	—	—	
Ischias syph.	1	1	—	—	—	
Orchitis syph. gonorrhoica. .	3	2	—	—	—	1 noch in Behandlung.

Die Zahl der Todesfälle beträgt in der stationären medicinischen Klinik 28, in der stationären chirurgischen 6 und das Sterblichkeitsverhältnifs war demnach in der medicinischen Abtheilung wie 1 : 18⁹/₁₄, und in der chirurgischen wie 1 : 45¹/₆.

Die Krankheiten, welche tödlich endeten, waren in der medicinischen Klinik:

1) Typhus abdominalis . . . . 9mal.
2) „ „ mit Angina maligna . . 1mal.
3) Tuberculosis pulmonalis et intestinalis . . 4mal.
4) Febris putrida . . . . 1mal.
5) Peritonitis ex perforatione . . . . . 1mal.
6) Pneumonia duplex . . . . 2mal.
7) Emphysema pulmonum mit Pneumonie . . 1mal.
8) Erysipelas faciei mit Meningitis. . . . 1mal.

9) Catarrhus pulmon. chronicus, Oedema pulmon. 1mal.
10) Erysipelas phlegmonodes brachii . . . 1mal.
11) Carcinoma uteri, nephritis . . . . . 1mal.
12) Morbus Brightii . . . . 1mal.
13) Melaena, Cirrhosis hepatis . . . . . 1mal.
14) Vitium organicum cordis, Insuf. valv. mit. . 1mal.
15) Hydrocephalus senilis . . . . 1mal.

In der chirurgischen Klinik gaben folgende Krankheitszustände Veranlassung zum Tode des Kranken :

1) Necrosis tibiae, Tuberculosis pulmonum . . 1mal.
2) Tubercula cerebri, Psoïtis, Caries vertebrarum 1mal.
3) Ruptura vesicae urinariae . . . . . 1mal.
4) Tumor albus, Phlebitis amputationem subseq. . 1mal.
5) Sarcocele, Phthisis laryngea . . . . . 1mal.
6) Phlegmone diffusa brachii, Pyaemia . . 1mal.

In den ambulatorischen Kliniken wurden nachfolgende Krankheitsformen beobachtet :

1) *Krankheiten der Haut und des Unterhautzellgewebes* : — Rosen 17, Roseola 2, Acne simplex 6, Acne mentagra 2, Urticaria 10, Lichen 5, Eczema 13, Intertrigo 3, Prurigo 11, Pruritus 4, Strophulus 5, Herpes 8, Scabies 5, Impetigo 5, Varicella 2, Ecthyma 4, Rupia 2, Psoriasis 4, Lupus 6. — Pernionen 4, Combustionen 3, phlegmonöse Entzündungen verschiedener Körpertheile 10, Panaritien 18, Furunkeln 6, Karbunkeln 3, Abscessus chron. scrof. 2. — Contusionen verschiedener Körpertheile 14, Wunden (des Kopfes, der Augenlider, der Nase, der Arme, Hände, Finger, des Oberschenkels, der Füfse) 23, Fufsgeschwüre (einfache, impetiginöse, varicöse, menstruale) 14. — Oedema faciei chron. 1, Oedema extr. inf. 5, Emphysema 3. — Fufsschweisse 2.

2) *Krankheiten des Lymphgefäfssystems* : — Lymphangitis 3, Lymphadenitis 6, Lymphadenitis scroful. 11.

3) *Krankheiten des Blutes und Blutgefäfssystems* : — Pericarditis rheumat. 2, Exsudatio in pericard. 1, Vitia organica

cordis (Hypertrophie, Dilatation, Klappenfehler) 9, Phlebitis capillaris 2, Telangiectasie 2, Gangräna senilis 1, Varices extremit. inf. 8, Varices recti 5, Haemorrhagia ex varicib. recti 1, Plethora univers. 2, Anaemia chron. 15, Chlorosis 19, Scorbut 2.

4) *Krankheiten der Nerven und Nervencentren :* — Idiotismus 1, Commotio cerebri 1, Cephalämie 8, Hemiplegie 1, Irritatio spinalis 7, Convulsionen 2, Epilepsie 3, Hypochondrie 2, Hysterie 7, Neuralgia trigemini 3, Cephalaea nervosa 1, Neuralgia nervi occipitalis mag. 1, Alalia nervosa 1, Neuralgia plex. brach. 2, Anaesthesia digiti 4 et 5 manus dext. 1, Enteralgie 1, Neuralg. nervi cruralis 1, Ischias 1, Neuralgia testiculi 1, Spasmus diaphragmatis 1.

5) *Krankheiten der Muskeln, Sehnen und fibrösen Apparate :*— Rheumatismen 43 (davon betrafen den Kopf 3, Nacken und Hals 7, die Brust 12, den Rücken 5, die Gelenke der obern oder untern Extremitäten 12), schmerzhafte Sehnencrepitation 5, Atrophie der rechten Schulter und des Oberarms 1, Spastischer Klumpfufs 1, Febris intermiftens 5.

6) *Krankheiten der Knochen und der Beinhaut :* — Periostitis 3, Periostitis chron. 1, Infractio claviculae 1, Fractura claviculae 1, Fractura humeri 1, Fract. condyli int. humeri 2, Fract. antibrachii 1, Fractur der ersten Phalanx des Daumens 1, Fract. radii 1, Fract. cranii 1. — Caries 3, Caries oss. petrosi 1, Nekrosis 3, Rhachitis 3, Scoliosis 1, Cyphosis 1.

7) *Krankheiten der Luftwege :* — Epistaxis 2, Coryza 2, Coryza scrofulosa 9, Ozäna 3, Hyperaemia org. olfact. intermittens 1, Catarrhus sinuum frontal. chron. 1, Catarrhus laryngis 5, Laryngitis chron. 1, Catarrhus bronch. 9, Catarrhus epidem. 3, Catarrh. pulmonum 37, Hyperaemia pulmonum 1, Pneumonia 2, Pneum. senilis 1, Peripneumonia 1, Emphysema pulmonum 13, Pneumothorax 1, Haemoptisis 5, Tuberculosis pulm. 45, Tussis convuls. 2.

8) *Krankheiten der Verdauungswege :* — Speichelfistel 3, Zahnleiden 9, Epulis 1, Angina 15, Hypertroph. tonsillar. 2, Stomatitis cruposa 2, chronischer Pharynxcatarrh. 1, Verletzung des Oesophagus 1, Catarrhus ventriculi 40, Pyrosis 3,

Hämatemesis 2, Ulcus ventriculi 1, Cardialgie 15, Catarrh. intestinalis 23, Cholera nostras 1, Kolik 2, Helminthiasis 5, Taenia lata 2, Typhus abdom. 9, Hypertrophie der Leber und Milz 1, Unterleibshernien 11, Katarrh des Dickdarmes 3, Gicht 1.

9) *Krankheiten der Harn- und Geschlechtsorgane:* — Blennorrhoea urethrae 15, Hyperaesthesia urethrae 1, Blenn. uteri 1, Fluor albus 2, Balanitis 2, Catarrhus vesicae 3, Hypertrophia prostatae 1, Molimina menstr. 2, Amenorrhoea 1, Suppressio menst. 1, Menstruatio nimia 1, Metrorrhagia 1.

10) *Augenkrankheiten:* — Conjunctivitis traumatica 9, Conjunct. katarrhal. 15, Conjunct. chronica 32, Conjunct. rheumat. (Entzündung des Subconjunctivalbindegewebes) 14, Conjunct. exsudativa 11, Conjunct. glandulosa 10, Conjunct. blennorrh. 4, Trachoma 10, Ophth. neonat. 1, Chemosis 4, Ophthalm. scroful. 26, Keratitis 13, Kyklitis 5, Hyperaemia choroideae 2, Hyperaem. retinae 3, Choroideitis 4, Retinitis 1, Iritis 9, Psorophthalm. 9, Ophthalm. arthritica 1, Hornhauttrübungen (Nubecula, Macula, Leucoma) 14, Pannus 6, Staphyloma 5, Staphyl. corp. ciliar. 1, Abscessus corneae 1, Ulcera corneae 7, Pterygium 3, Hypopium 1, Synechia anter. 1, Synizesis pup. 4, Kataract 6, Hebetudo visus 2, Amblyopia 6, Amaurose 5, Atrophia bulbi 2, Microphthalmos 1, Ectropium 2, fremde Körper unter dem Augenlide 2, auf der Hornhaut 7, Ptosis paralyt. 2, Tumor cyst. am untern Lide 1, Abscefs im untern Lide 1, Hordeolum 2, Nictitatio 1, Trichiasis 2, Neuralgia ram. ophth. 1.

11) *Gehörkrankheiten:* — Katarrh. meat. audit. ext. 6, Katarrh. cavit. tymp. 1, Otitis ext. 1, Dysecoïa 2, Paracusis 1, Katarrh. tub. Eustach. 1, Perforatio memb. tymp. 1, fremder Körper im Gehörgange 1.

12) *Gelenkkrankheiten:* — Luxatio humeri 1, Subluxatio radii et ulnae 1, Luxatio pollicis 1, Olenarthrocace 2, Coxalgie 2, Tumor albus genu 2, Podarthrocace 3, Spondylarthrocace 4, Pädarthrocace 1, Anchylosis spuria 1, Contractur der vierten Zehe 1, Plattfufs 3, Genu valgum 2.

13) *Syphilis* : — Chanker 12, Condylome 7, Bubonen 8, Prurigo syphil. 2, Roseola syphil. 3, Crusta serpigin. syphil. 1, Ulcera syphil. secund. 3.

14) *Gutartige Geschwülste* : — Lipoma 2, Ganglion 2, Struma 1, Balggeschwulst 3, abscedirte Balggeschwulst 1, Hydrocele tunicae vaginalis 1, Hydroc. congenita 1, Fibroid der Highmorshöhle 1.

15) *Bösartige Geschwülste* : — Fungus medullaris des Fufswurzelgelenkes 1, Carcinoma tonsillare 1, Carcinoma linguae 3, Carcinoma mammae 2, Carcinoma nasi 1, Carcinoma cutis 1.

Der Vergleichung halber wird es nicht ohne Interesse sein, das allmählige Anwachsen der Krankenfrequenz und die Resultate der Krankenbehandlung in dem hiesigen Hospitale unter den verschiedenen Direktionen, als auch die gleichen Verhältnisse anderer Universitäten kennen zu lernen. Die nachstehende Tabelle giebt hierüber die nöthige Auskunft, welche theils gefälligen Privatmittheilungen der betreffenden Direktoren, theils aus im Druck erschienenen Veröffentlichungen entnommen ist.

Bezeichnung des Hospitals und der Direktion.	Jahr.	Gesammtzahl der Kranken.	Abtheilung für innere und Augenkranke.	Abtheilung f. chirurgische Kranke.	Zahl der Todesfälle in der medicinischen Abtheilung.	Zahl der Todesfälle in der chirurgischen Abtheilung.	Sterblichkeitsverhältnifs in d. medicinischen Abtheilung.	Sterblichkeitsverhältnifs in d. chirurgischen Abtheilung.	Bemerkungen.	Quelle, aus der die Angaben entnommen sind.
Akadem. Hospit. z. Gieſsen. Direkt. Geh. M.-R. Balser.	1830	33	—	—	2	—	1 : $16\frac{1}{2}$	—	Vom 5. Juli bis Ende des Jahres.	Haupttabelle.
Deſsgleichen.	1831	129	—	—	7	—	1 : $18\frac{2}{7}$	—	Deſsgleichen.	Deſsgleichen.
Deſsgleichen.	1832	189	—	—	12	—	1 : $15\frac{3}{4}$	—	Deſsgleichen.	Deſsgleichen.
Akadem. Hospit. z. Gieſsen. Direktoren Geheim. M.-R. Balser und Ritgen.	1833	297	226	71	10	3	1 : $22\frac{2}{5}$	1 : $25\frac{1}{10}$	Die Zahl der medicinischen und Augenkranken ist zusammengezählt.	Deſsgleichen.
Deſsgleichen.	1834	208	156	52	5	2	1 : $31\frac{1}{5}$	1 : 26	Deſsgleichen.	Deſsgleichen.
Deſsgleichen.	1835	243	167	76	4	5	1 : $41\frac{3}{4}$	1 : $15\frac{1}{5}$	Deſsgleichen.	Deſsgleichen.
Deſsgleichen.	1836	248	170	78	14	4	1 : $12\frac{1}{7}$	1 : $19\frac{1}{2}$	Deſsgleichen.	Deſsgleichen.
Akadem. Hospit. z. Gieſsen. Direkt. Geheim. M.-R. Balser u. Dr. Wernher.	1837	282	217	65	10	5	1 : $21\frac{7}{10}$	1 : 13	Deſsgleichen.	Deſsgleichen.
Deſsgleichen.	1838	283	193	90	4	5	1 : $48\frac{1}{4}$	1 : 18	Deſsgleichen.	Deſsgleichen.

Bezeichnung des Hospitals und der Direktion.	Jahr.	Gesammtzahl der Kranken.	Abtheilung für innere und Augenkranke.	Abtheilung f. chirurgische Kranke.	Zahl der Todesfälle in der medicinischen Abtheilung.	Zahl der Todesfälle in der chirurgischen Abtheilung.	Sterblichkeitsverhältnifs in d. medicinischen Abtheilung.	Sterblichkeitsverhältnifs in d. chirurgischen Abtheilung.	Bemerkungen.	Quelle, aus der die Angaben entnommen sind.
Akadem. Hospit. z. Gieſsen. Direkt. Geh. M.-R. Balser und Dr. Wernher.	1839	353	280	73	11	3	1 : $25\frac{5}{11}$	1 : $27\frac{2}{3}$	Die Zahl der medicinischen und Augenkranken ist zusammengezählt.	Haupttabelle.
Deſsgl.	1840	351	250	101	17	7	1 : $14\frac{12}{17}$	1 : $14\frac{3}{7}$	Deſsgl.	Deſsgl.
Deſsgl.	1841	281	199	82	12	6	1 : $16\frac{1}{2}$	1 : $13\frac{2}{3}$	Deſsgl.	Deſsgl.
Deſsgl.	1842	324	213	111	16	4	1 : $13\frac{9}{16}$	1 : 28	Deſsgl.	Deſsgl.
Deſsgl.	1843	332	237	95	9	2	1 : $26\frac{1}{3}$	1 : 47	Deſsgl.	Deſsgl.
Deſsgl.	1844	364	249	115	15	7	1 : $17\frac{1}{3}$	1 : $16\frac{3}{7}$	Deſsgl.	Deſsgl.
Deſsgl.	1845	367	256	111	12	8	1 : $21\frac{1}{3}$	1 : 14	Deſsgl.	Deſsgl.
Ak. H. z. Gieſs. Dr. Wernher provis. auch f. d. innere Klin.	1846	346	223	123	10	5	1 : $22\frac{3}{10}$	1 : $25\frac{3}{5}$	Deſsgl.	Deſsgl.
Ak. Hosp. z. Gieſsen Direkt. Dr. Wernher u. Dr. Vogel.	1847	606	351	255	18	5	1 : $19\frac{5}{6}$	1 : 50	Die Augenkranken sind auf beide Kliniken vertheilt.	Deſsgl.
Deſsgl.	1848	793	522	271	28	6	1 : 18	1 : 45	Deſsgl.	Deſsgl.

Heidelberg, stationäre und ambulatorisch chirurgische Klinik.	1818—1819	—	—	192	—	4	—	1 : 48	Die Kranken der station. und ambulat. Klinik sind zusammengezählt.	Chelius, über die Errichtung der chirurgischen u. ophthalmischen Klinik 1819.
Heidelberg, stationäre und ambulatorische Klinik.	1830—1834	—	—	4631	—	20	—	1 : 281	Desſgl.	Chelius, d. chirurg. u. Augenkrankenklinikum 1835.
Erlangen, stationäre chirurgische u. Augenklinik.	1846	—	—	152	—	7	—	1 : 21 $^{3}/_{7}$		Heyfelder, d. chirurgische und Augenklinikum der Universität Erlangen, 1847.
Erlangen, ambulat. chirurg. u. Augenklinik, Heyfelder.	1846	—	—	617	—	5	—	1 : 123 $^{2}/_{5}$		Desſgl.
Tübingen, chirurg. Klinik, Bruns.	1843—1846	—	—	625	—	27	—	—	Durchschnittszahl auf ein Jahr 178.	Bruns, Uebersicht über die in d. chirurg. Klinik zu Tübingen vorgek. Krankheitsfälle.
Tübingen, chirurgisch ambulatorische Klinik, Bruns.	1843—1846	—	—	871	—	—	—	1 : 55 $^{11}/_{27}$	Die Sterblichkeit ist nach d. Gesammtzahl d. Kranken in beiden Kliniken berechnet.	Desſgl.
Kiel, Günther, chirurgisch stationäre Klinik.	1838	—	—	164	—	9	—	1 : 18 $^{2}/_{9}$		With, Conspectus aegrotorum quia mense Oct. 1837 usq. ad 1838 in nosocomio regio Fridericiano Kiliensi tractati sunt.
Kiel, Günther, chirurgisch ambulatorische Klinik.	1838	—	—	428	—	—	—	—		
Kiel, Lüders, medicinische Klinik.	1826	—	103	—	6	—	1 : 17	—		Lüders, Instituti clinici moderatore Lüders per annum I et II historia.
Desſgl.	1825	—	—	—	11	—	1 : 6 $^{6}/_{11}$	—		Desſgl.

Bezeichnung des Hospitals und der Direktion.	Jahr.	Gesammtzahl der Kranken.	Abtheilung für innere und Augenkranke.	Abtheilung f. chirurgische Kranke.	Zahl der Todesfälle in der medicinischen Abtheilung.	Zahl der Todesfälle in der chirurgischen Abtheilung.	Sterblichkeitsverhältnifs in d. medicinischen Abtheilung.	Sterblichkeitsverhältnifs in d. chirurgischen Abtheilung.	Bemerkungen.	Quelle, aus der die Angaben entnommen sind.
Halle, stationäre chirurgisch augenärztliche Klinik unter Blasius.	1832—1835	—	—	358	—	31	—	$1 : 11\frac{7}{31}$	Durchschnittszahl auf ein Jahr 89.	Blasius, klinische Zeitschrift für Chirurgie und Augenheilkunde, 1836.
Halle, chirurgisch stationäre Klinik unter Blasius.	1846—1847	—	—	199	—	17	—	$1 : 11\frac{13}{17}$		Blasius, Beiträge z. praktisch. Chirurgie, Halle 1848.
Halle, ambulatorisch chir. Klinik unter Blasius.	1846—1847	—	—	2394	—	23	—	1 : 103		Deſsgl.
Marburg, Landkrankenhaus, medicinische Abtheilung.	1841	—	236	—	—	—	—	—		Aus Privatmittheilungen entnommen.
Deſsgl.	1842	—	222	—	—	—	—	—		Deſsgl.
Marburg, Landkrankenhaus, chirurgische Abtheilung.	1841	—	—	98	—	—	—	—		Deſsgl.
Deſsgl.	1842	—	—	110	—	—	—	—		Deſsgl.
Berlin, chirurg. augenärztl. Institut d. Universit. Gräfe, chirurgische Kranke.	1829—1830	—	—	2675	—	24	—	—	Die stationären und ambulatorischen Kranken sind nicht getrennt.	v. Gräfe, Bericht über das klinische chirurgisch-augenärztliche Institut der Universität zu Berlin, 1824—1830.
Deſsgl. Augenkranke.	1839—1830	—	—	970	—	3	—	—	Deſsgl.	Deſsgl.

Berlin, Charitékrankenhaus, Abtheil. f. innere Kranke.	1839	—	3420	—	718	—	1 : 4 81/87	—		Jahresbericht über d. Charitékrankenhaus zu Berlin vom Jahre 1839, Drechsler, Rust. Magaz. Bd. 62.
Berlin, Charitékrankenhaus, Abtheil. f. chirurg. Kranke.	1839	—	—	1475	—	—	—	1 : 15 20/97		Deſsgl.
Berlin, medicinische Klinik, Bartels.	1833—1834	—	246	—	35	—	1 : 7	—	Während 9 Monate, da die Zeit der Ferien nicht gerechnet ist.	Bartels, Jahresbericht über die im Charitékrankenhause gehaltene Klinik, Rust. Mag. Bd. 33.
Prag, medicinische Klinik, Oppolzer.	1842—1844	—	838	—	129	—	1 : 6½	—		Prager Vierteljahrschrift f. praktische Heilkunde, 1845, Bd. I.
Prag, chirurgische Klinik, Pitha.	1844	—	—	230	—	9	—	1 : 25 3/9		Deſsgl.
Dorpat, medicinische Klinik, Struve.	1824—1826	—	502	—	46	—	1 : 10 21/23	—	Auſserdem wurden in diesem 3jährigem Zeitraume 701 ambulirende Kranke behandelt.	Struve, historischer Bericht üb. d. Leistungen d. medicin. Klinikums zu Dorpat, 1827.
Hamburg, allgemein. Krankenhaus, chirurg. Station, Fricke.	1834	—	5790	—	—	641	—	1 : 8⅞	Krätzkranke u. Syphilitische sind nicht eingerechnet.	Fricke, Bericht üb. d. chirurg. Abtheilung des allgem. Krankenhauses in Hamburg. Fricke, Zeitschrift Bd. I.
Heilbronn, Paulinerhospital Sicherer.	1839	613	499	114	4	—	1 : 113	—	Chirurgische und innere Kranke sind nicht getrennt.	Sicherer, 5. Jahresbericht üb. d. Paulinerhospital in Heilbronn. Würtemb. Corresp. Bl. Bd. IX.
Freiburg, ophthalmologische Klinik, Bekk.	1829—1838	—	2469	—	—	—	—	—	Im Durchschnitt also jährlich 274. Es ist nicht angegeben ob bloſs station. od. auch ambulat. Kranke.	Schwörer, Bericht üb. d. Einrichtung u. d. Ergebnisse der chirurgisch ophthalmologischen Klinik zu Freiburg, 1839.
Leipzig, Jacobsspital.	1836	1224	—	—	116	—	1 : 10½	—	Deſsgl.	Leipziger Zeitung 1837, Nr. 37.

An voranstehende Rechenschaftsablage über die administrative und klinische Leitung des akademischen Hospitals reihe ich einige Betrachtungen über mehre in dem abgelaufenen Jahre vorgekommene wichtigere Krankheitsfälle an. Absichtlich sind nur solche gewählt worden, aus deren ausführlicheren Darstellung und Beurtheilung einige, auch für ein gröfseres wissenschaftliches Publikum nicht unwichtige Resultate gewonnen werden konnten. Kleinere Notizen, deren sich viele darboten, sind vorerst vermieden, sie finden vielleicht in einem spätern Berichte im Zusammenhange mit andern ihren Platz. Die Redaktion der einzelnen Krankengeschichten ist theils von dem auf dem Titel genannten Direktor der Anstalt, theils von dem Assistenzarzte der chirurgischen Klinik, Herrn Dr. Seitz, besorgt, dessen unermüdeter Sorgfalt, mit der er sich der Anstalt überhaupt, so wie der Führung der Bücher insbesondere annahm, es hauptsächlich zu danken ist, dafs solche wissenschaftliche Berichte von den Kliniken, jetzt zum erstenmale, ausgegeben werden konnten. Der Redakteur ist durch den Anfangsbuchstaben seines Namens unter jeder einzelnen Abhandlung bezeichnet.

In die voranstehende Tabelle habe ich absichtlich keine Notizen über rein ambulatorische klinische Anstalten aufgenommen, weil in Bezug auf diese namentlich die Angaben über das Sterblichkeitsverhältnifs zu schwankend und unsicher sind, da von vielen Kranken, die nicht wieder erscheinen, nicht angegeben werden kann, welchen Ausgang ihre Krankheit genommen hat. Aufserdem ist die Zahl der Sterbfälle in ihnen überhaupt sehr gering, da fast nur leichte Fälle zur Behandlung kommen können. An mehreren Orten, über welche ich Notizen in die voranstehende Tabelle aufgenommen habe, sind stationäre und ambulatorische Kranke bei der Berechnung nicht getrennt, so z. B. Heidelberg und Tübingen, es erscheint daher hier das Sterblichkeitsverhältnifs sehr günstig. Aber auch hiervon abgesehen ist das Verhältnifs der Gestorbenen zu den Behandelten in verschiedenen Hospitälern so wechselnd, dafs hierauf augenscheinlich, aufser manchen Zufälligkeiten, dem Auftreten von Epidemien u. s. w., weniger die Beschaffenheit der Behandlung, als die Art wie die Krankenfrequenz gebildet wird, den gröfsern Einflufs hat. Wer möchte z. B. behaupten, dafs die Differenz, welche sich in der Sterblichkeit in dem Paulinenhospital in Heilbronn und der des Charité-Krankenhauses in Berlin zeigt, von der verschiedenen Zweckmäfsigkeit der Hospitaleinrichtung und Krankenbehandlung abhängen könnte. Augenscheinlich bieten die Hospitäler grofser Städte, Berlin, Prag, Leipzig, ein ungünstigeres Sterblichkeitsverhältnifs, als die kleiner Städte, wofür der Grund wohl darin liegen mag, dafs jene gemeiniglich dem Bedürfnisse nicht genügen, wefshalb nur die am schwersten Erkrankten zur Aufnahme gelangen, während in den Hospitälern kleinerer Städte bei hinreichendem Raume Mangel an Kranken zu sein pflegt, wefshalb auch die nur leicht Erkrankten nicht zurückgewiesen werden. Aufserdem ist bekanntlich die Sterblichkeit in grofsen Städten überhaupt beträchtlicher, als in kleinen. Selbst in einem und demselben Hospitale wechselt, ohne dafs dessen Einrichtung und Direktion eine Aenderung erlitten hätte und ohne dafs gerade Epidemien als Ursache angegeben werden könnten, die Sterblichkeit innerhalb einer sehr weiten Scala. So erscheint bei der hiesigen medicinischen Abtheilung die geringste sowohl als die gröfste Sterblichkeit, 1 : 48 und 1 : 12, unter der Direktion desselben Arztes, des verstorbenen Geh. Med. Rath Balser. Eben so bietet die chirurgische Klinik unter meiner eigenen Direktion Unterschiede der Sterblichkeit wie 1 : 13 und 1 : 50. Während der ganzen Zeit, aus der diese Vergleiche entnommen sind, hatten weder die Aerzte gewechselt, noch die innere Einrichtung des Hospitals eine wesentliche Aenderung erlitten. Erst seit den letzten zwei Jahren sind einige Aenderungen ins Leben getreten, welche auf das

Sterblichkeitsverhältnifs des Hospitals überhaupt und der einzelnen Abtheilungen insbesondere von einigem Einflufs sein könnten. In ersterer Beziehung nämlich, dafs das Statut aufgegeben ist, laut welchem unheilbare Kranke nicht in dem Hospitale Aufnahme finden können und in letzterer Beziehung, dafs die Augenkranken, deren Sterblichkeit sehr gering ist, nicht mehr ausschliefslich zur medicinischen Klinik gehören, sondern sich zwischen beiden vertheilen.

W.

I.

Vesiculärer Polyp des Gebärmuttermundes; Hydrops ovarii (?); reichlicher weifser Flufs; sehr bedeutende hysterische Verstimmung; grofse allgemeine Schwäche; Operation; Herstellung.

(Krankengeschichte aufgenommen von Herrn Hillebrand aus Giefsen.)

Frau R., 42 Jahre alt, seit ihrem 28. verheirathet, jedoch kinderlos, litt schon, nach der Aussage ihrer Mutter, als ganz kleines Kind an einem weifsen Flusse. Sie überstand die gewöhnlichen Kinderkrankheiten. Die Menses traten im 14. Jahre und von da an regelmäfsig ein. In ihrem 27. Jahre wurde sie, wie es scheint, von einem gastrischen Fieber, gegen welches wiederholt Brech- und Abführmittel gereicht wurden, befallen, nach dessen Heilung grofse Reizbarkeit und Nervenempfindlichkeit zurückblieb. Sechs Monate später, im Herbste desselben Jahres, wurde Patientin durch einen gleichen gastrischen Fieberzustand 4 Wochen lang an das Bett gefesselt. Die Reconvalescenz war langwierig, die Schwäche und Empfindlichkeit noch bedeutender als vorher, und erst um Neujahr hatte die Kranke sich soweit wieder erholt, dafs sie ausgehen konnte. Die Periode war bis dahin ganz regelmäfsig geblieben, nur zeigte sich vor und nach jeder Menstrualausleerung etwas weifser Flufs. In dem darauf folgenden Frühjahre litt die Kranke wiederholt an rheumatischen Schmerzen, Folgen von Erkältungen, befand sich aber sonst wohl und ihre Gesundheit befestigte sich in dem nachfolgenden Sommer vollkommen. Dieser günstige Zustand erhielt sich bis ins dritte Jahr, wo von Neuem fieberlose Unterleibsbeschwerden, gegen welche Brech- und Abführmittel vergebens angewendet wurden, eintraten. Von nun an stellte sich das Befinden nicht wieder her. Die Verdauung blieb gestört, der Appetit war selten gut, meist völlige Appetitlosigkeit, der Stuhl gewöhnlich und oft 2 bis 3 Tage lang verstopft, dabei Flatulenz und Aufstofsen. Die nervöse Verstimmung nahm auffallend zu, die Kranke fühlte sich sehr hinfällig, schwach, reizbar, geistig niedergedrückt. Gleichzeitig mit diesen Erscheinungen vermehrte sich auch der Ausflufs aus den Genitalien und wurde gegen das Ende des Sommers zur Hauptbeschwerde. Verschiedene Mittel wurden vergeblich gegen ihn in Anwendung gezogen. Im folgenden Jahre erfolgte bei jeder harten Stuhlentleerung zugleich etwas Blutabgang durch die Scheide. Etwa vor 6 Jahren stellte sich abermals eine heftige gastrische Affection ein, welche wiederum mit Brech- und Abführmitteln behandelt wurde. Ohnmachten und grofse Schwäche waren die Folge dieser Mittel und diese Schwäche verlor sich auch nicht in der nächsten Zeit. Im Herbste desselben Jahres, also etwa vor 5 Jahren, zeigte sich, zuerst nur beim Stuhlgange, vermehrter Blutabgang, dann aber flofs, auch nach blofser Erhitzung, während 17 Tage Blut tropfenweise ab, ohne dafs Patientin etwas dagegen gethan oder sich nur gelegt hätte. Am 18. Tage trat eine förmliche Hämorrhagie ein, Abgang von Blutklumpen, dabei Frost, Krämpfe. Nach 3 Tagen verminderte sich die Blutung zwar etwas, erneute sich aber wieder, als am 4. Tage gegen Verstopfung ein Abführmittel gereicht wurde. Erst am 5. Tage stand die Blutung. Die äufserst geschwächte Kranke fing kaum an sich zu erholen, als, 6 Wochen nach der ersten Hämorrhagie, eine zweite eintrat, welche endlich durch Kälte gestillt wurde. Die Kranke war hierauf durch ihre Schwäche mehrere Wochen lang an das Bett gefesselt und erholte sich erst im nächsten Frühjahr. Der Fluor albus dauerte jedoch ununterbrochen fort. Es traten leichte Schmerzen im Kreuze und an der innern Fläche der Schenkel hinzu, die sich nach und nach steigerten. Im

Mai des folgenden Jahres abermals ein Erkältungsfieber, welches 4 Wochen andauerte und während welches der ununterbrochene Schleimflufs aus den Genitalien mit etwas Blut gefärbt war. Im Herbste entstand durch Sitzen auf feuchtem Boden, während die Periode gerade flofs, ein Brennen beim Uriniren, welches sich 14 Tage später, unter hinzutretendem Fieber, zum heftigsten Schmerze steigerte, während der dunkle sedimentöse Urin beim Abgang das Gefühl erregte, als ob er Sand enthielte. Er wurde nicht näher untersucht. Im nachfolgenden Frühjahr erneute Fieberanfälle, Zunahme der Rückschmerzen, im Sommer aber leidliches Wohlsein auf den Gebrauch kalter Waschungen. In dieser Zeit bemerkte Patientin zum ersten Male zufällig eine Geschwulst in ihrem Unterleibe und glaubt, dafs dieselbe, wenn sie auch abwechselnd an Gröfse zu- und abgenommen habe, bis jetzt doch nicht gewachsen sei. Im Winter konnte Patientin meistens aufser Bett sein, das nachfolgende Frühjahr brachte aber wieder die gewöhnlichen Fieberanfälle und Zunahme der Unterleibsbeschwerden. Der Schleimausflufs wurde wahrhaft profus. Im Herbste (jetzt 1 Jahr) hatte Patientin beim Besteigen einer Leiter das Gefühl, als ob ihr etwas aus den Geschlechtstheilen herausfalle, und in der That entdeckte sie eine bis zu den äufsern Geschlechtstheilen hervortretende Masse, welche sich zwar leicht zurückbringen liefs, aber immer wieder von neuem vortrat. Eine hinzugerufene Hebamme erklärte diese Masse für ein Gewächs, ein Arzt aber als einen Vorfall der Gebärmutter. In dem laufenden Jahre war Patientin häufig bettlägerig, indem die Schwäche, die Reizbarkeit, der Appetitmangel etc. bei stets reichlichem Schleimflufs, jedoch ohne Blutabgang aus den Geschlechtstheilen, sich fortwährend steigerten.

Bei dem Eintritte der Kranken in das akademische Hospital dauerten die Beschwerden, welche sich in den vorhergehenden Jahren eingestellt hatten, in gröfserer Ausbildung fort. Die Kranke war im höchsten Grade reizbar, verstimmt und fühlte sich so schwach, dafs sie, ohne von ihrem Manne fast getragen zu sein, nicht einmal die Länge der Stube hinabgehen konnte. Sie klagte über lebhaften Schmerz im Kreuze und an der innern Fläche der Schenkel. Die Urinausleerung war nicht frei und zeitweise durch schmerzhafte Strangurie gestört. Der Stuhl gewöhnlich verstopft, der Appetit schlecht, volle Mahlzeiten wurden gar nicht vertragen und erregten Brechreiz. — Die Menses flossen regelmäfsig alle 4 Wochen. Vor und nach dem Eintritte derselben verstärkte sich der Ausflufs eines zähen, fadenziehenden, Hühnereiweifs ähnlichen, nicht scharfen Schleims, der jedoch auch in der Zwischenzeit reichlich entleert wurde.

Bei der in liegender Stellung der Kranken unternommenen örtlichen Untersuchung des Unterleibs entdeckte man ziemlich in der Mittellinie, jedoch etwas mehr nach links, eine bewegliche, unschmerzhafte, rundliche Geschwulst, etwa von der Gröfse des Kopfs eines neu gebornen Kindes, welche das entartete linke Ovarium zu sein schien. Mit dem in die Scheide eingebrachten Finger fand man die Gebärmutter nicht vergröfsert, den Vaginaltheil derselben nicht geschwollen, glatt, den Gebärmuttermund als eine glatte rundliche Spalte und nicht weiter geöffnet, als es bei Frauen, die noch nicht geboren haben, zu sein pflegt. Aus dem Gebärmuttermunde hing jedoch an einem dünnen, leicht beweglichen Stiele ein unempfindliches Gewächs, etwa von der Gröfse eines kleinen Hühnereies hervor, welches sich an seiner Oberfläche glatt und schlüpfrig anfühlte und mit einer Menge kleiner, erbsengrofser, beerenförmiger Höckerchen besetzt zu sein schien. Nach der Untersuchung war der ausfliefsende Schleim kaum ein wenig mit Blut gefärbt, doch trat die Menstruation, welche erst einige Tage später erwartet wurde, am andern Tage ein. Nach Ablauf der Menstrualentleerung wurde eine neue Untersuchung mit dem Speculum vorgenommen, welche die durch das Gefühl ermittelten Thatsachen bestätigte. Scheide und Gebärmutterhals waren dunkel violettroth, die aus letzterem hervortretende Geschwulst hell carmoisinroth gefärbt, mit einer grofsen Menge zähen Glasschleims bedeckt.

Es wurde beschlossen, die Exstirpation dieses Polypen vorzunehmen und die Operation am andern Tage in der Art ausgeführt, dafs die Wurzel des Polypen mit einer Schlinge möglichst hoch oben erfafst, angezogen und mit einer langen gekrümmten Scheere abgeschnitten wurde. Die Operation verursachte keinen Schmerz und es flossen nach derselben kaum einige Tropfen Bluts aus.

Unmittelbar nach der Entfernung des Polypen aus den Geschlechtstheilen verlor derselbe seine gleichmäfsige Carmoisinfarbe, er wurde gelblich weifs und besonders an seinem untern Ende roth getüpfelt. Seine Gestalt ist keulenförmig, oval, nach dem Stiele hin zugespitzt, die gröfste Breite liegt ungefähr in der Mitte. Die Länge beträgt $4\frac{1}{2}$, die Breite etwas über $2\frac{1}{2}$ Centimeter. Der Stiel ist mehrere Linien lang, cylinderförmig, faserig gestreift und, so wie der ganze übrige Polyp, mit einer feinen Schleimhaut überzogen. An dem Körper des Polypen sind 3 Bildungen vorzugsweise in die Augen fallend : Bläschen, Falten und Papillen. Die Bläschen stehen, besonders in dem mittleren Theile des Körpers, gruppenweise zusammen, einzelne befinden sich auch an dem untern Ende. Ihre Gröfse variirt von der einer starken Erbse bis zu der eines Stecknadelkopfs. Ihre Wandungen sind jetzt entfärbt, blutleer und lassen den Inhalt, einen farblosen zähen Schleim, durchschimmern. Zwischen einer ringförmig gestellten Bläschengruppe befindet sich gewöhnlich eine Oeffnung, welche zu einer trichterförmigen, mehre Linien tief in die Substanz des Polypen sich einsenkenden Höhle führt. Die Falten verlaufen, besonders in der Nähe des Stieles, von oben nach unten divergirend auseinander. An dem mittlern und untern Theile gehen sie in allen Richtungen durcheinander, oder sternförmig von einem gemeinsamen Mittelpunkte nach aufsen, zwischen ihnen befindet sich eine grofse Zahl weiterer und engerer Höhlungen, welche sämmtlich mit jenem oben beschriebenen zähen Glasschleime ausgefüllt sind. Der Eingang zu diesen Höhlen ist zum Theile weit, trichterförmig, zum Theile eng, nach einwärts sich erweiternd. Die Papillen stehen theils allein für sich, dicht gedrängt, besonders an dem untern Theile der Geschwulst, theils säumen sie den Rand der Falten, theils dringen sie in die nach aufsen mündenden Höhlungen ein. Sie haben die vollkommenste Aehnlichkeit mit den papillösen Excrescenzen, welche man bei dem sogenannten Cancer penis so häufig antrifft. Jede dieser Papillen trug im frischen Zustande des Präparates an ihrer Spitze einen kleinen Blutpunkt, der sich bei mäſsiger Vergröſserung als eine Gefäſsschlinge auswies. Auf dem Durchschnitte zeigte sich, daſs das Innere des Polypen eine Menge Höhlungen, bis zu der Gröſse eines Kirschkerns enthielt, welche in ein cellulofibröses Zwischengewebe eingesenkt waren. Einige dieser Höhlungen, namentlich die in der Mitte liegenden, waren vollkommen geschlossene Säcke, mit einer feinen glatten Membran ausgekleidet und mit einer durchsichtigen klebrigen Flüssigkeit gefüllt. Andere mündeten nach auſsen, in die oben bemerkten trichterförmigen Oeffnungen. Die Wandungen der letztern sind minder glatt, vielmehr ebenfalls mit zum Theile sehr langen Papillen besetzt. Die mikroscopische Untersuchung wieſs Epithelialzellen und Fasern, denen des Uterus gleich, als Hauptbestandtheile der Geschwulst nach, der Inhalt der Bläschen enthielt auſser einigen Epithelialzellen keinen geformten Bestandtheil.

Weiterer Verlauf der Krankheit nach der Operation. — Die Wirkung der Operation auf das Befinden der Kranken war auffallend rasch und günstig. Schon am nächsten Tage waren die so lästigen Kreuz- und Schenkelschmerzen verschwunden, der Schleimfluſs vermindert, der Appetit wieder hergestellt und die Kräfte so weit gebessert, daſs die Kranke ohne Unterstützung durch das Zimmer gehen konnte. Dieser günstigere Gesundheitszustand hielt auch, namentlich was die frühern nervösen Zufälle anbetrifft, im Ganzen genommen an, wenn auch bis zu dem Zeitpunkte, in welchem die Kranke aus dem Hospital entlassen wurde, leichtere Anfälle der früheren Zufälle sich zwischendurch wieder einstellten. Der Schleimfluſs aus den Genitalien hatte sich sehr rasch vermindert, später wurde er mehrmals wieder etwas reichlicher, selbst mit Blut gemischt, verschwand jedoch zuletzt bis auf eine sehr geringe Spur. Es wurden hauptsächlich adstringirende Einspritzungen eines Ratanhiadecocts und einer Solution von Eisenvitriol gegen denselben angewendet. Zu der Anwendung des Lapis infernalis, der in Aussicht gestellt war, trat die Nothwendigkeit nicht ein. Auch innerlich wurden fast ausschliefslich Tonica, namentlich China, bei besserer Kost, Wein, möglichst viel Bewegung im Freien, und aufserdem kalte Waschungen und Bäder in Gebrauch gezogen. Nach brieflichen Mittheilungen befindet sich Frau R. ¼ Jahr nach ihrer Entlassung aus dem Hospitale sehr wohl und ist wieder im Stande, ihren häuslichen Geschäften, was sie seit lange nicht mehr vermochte, vorzustehen.

Die vorliegende Krankengeschichte bietet ein Beispiel eines in seiner ersten Entstehung höchst versteckten und langwierigen Leidens dar, dessen fortwährende Quelle offenbar in den Geschlechtstheilen zu suchen ist, wenn auch andere Regionen, namentlich die Verdauungsorgane und das Nervensystem, selbst vorwaltend zu leiden schienen. Ich glaube es unerörtert lassen zu dürfen, ob das Leiden der Geschlechtstheile ursprünglich von der Gegenwart einer polypösen Excrescenz abhing, oder ob der Entwicklung derselben anderweitige Erkrankungen der Uterinschleimhaut, Hyperämie, Entzündung, Schleimflufs u. s. w. voraus gingen, eben so glaube ich mich nicht über die wahrscheinlichen Veranlassungen aussprechen zu dürfen, da bei einer so alten und in ihrer ersten Periode so ungenau beobachteten Krankheit ein hinreichend sicherer Ausspruch doch nicht möglich sein möchte. Wenn auch nicht ursprünglich erzeugt, so wurde das Leiden der Geschlechtsorgane und die von ihm abhängenden Störungen der Verdauung und Nervenstimmung doch jedenfalls durch die Gegenwart des polypösen Auswuchses unterhalten und die erste Entwicklung desselben ist gewifs in einer sehr frühen Periode zu suchen. Aus den so schätzbaren Beobachtungen von Montgomery geht hervor, wie selbst durch sehr kleine Excrescenzen, deren Gröfse die einer Erbse noch nicht erreicht, welche kaum durch das Gefühl, oft nur durch das Speculum entdeckt werden können, oder welche, wenigstens zeitweise, noch gänzlich zwischen den Muttermundlippen oder selbst in der Höhle des Uterus eingeschlossen sind, die schwersten hysterischen Zufälle, Schleim- und Blutflüsse aus den Geschlechtstheilen, Ulcerationen des Gebärmuttermundes unterhalten werden können. Ich will es dahin gestellt sein lassen, ob die Schleimflüsse, an welchen Patientin schon als Kind gelitten haben soll, mit einer bestimmten nachweisbaren Veränderung der Uterinschleimhaut zusammenhingen, ich finde es sogar annehmbarer, hierin nur eine vermehrte Thätigkeit, eine Hypersecretion zu erkennen, die von mannigfachen Ursachen abhängen konnte, und durch welche vielleicht erst der Grund zu den spätern hypertrophischen Entwicklungen gelegt wurde, sehr wahrscheinlich ist es mir aber, dafs die wiederholten gastrischen und nervösen Zufälle, welche mit dem 27. Lebensjahre der Kranken eintraten und in ihrem 30. habituell wurden, der stärkere Schleimflufs, welcher jeder Menstrualausleerung vorausging und folgte, secundäre Erscheinungen einer bestimmteren Desorganisation der Uterinschleimhaut waren. Als im 29. Lebensjahre der Kranken neben dem Schleimflusse auch Blut tropfenweise beim Stuhlgang durch die Genitalien abging, hätte diese Erscheinung als eine sehr bestimmte Hinweisung auf Desorganisationen der innern Genitalien, namentlich auch einer polypösen Excrescenz des Gebärmutterhalses (?) angesehen werden und zu einer localen Untersuchung führen müssen, und es ist im Interesse der Kranken sehr zu bedauern, dafs es nicht geschehen ist. Diese Erscheinung des Blutabganges wiederholte und steigerte sich im nächsten Jahre in der Art, dafs schon jede Erhitzung hinreichte, ihn hervorzurufen und gestaltete sich endlich zu einer in kurzen Zwischenräumen wiederholten erschöpfenden Hämorrhagie, nach welcher die Schwäche, die allgemeine nervöse Verstimmung und die consensuellen Symptome des Uterinreizes in vermehrter Intensität zurückblieben. Die Hämorrhagien wiederholten sich von da an nicht mehr, wohl aber dauerte der profuse Schleimflufs unvermindert fort. Wahrscheinlich bezeichnet diese Periode den Zeitpunkt, in welchem der Polyp den Gebärmuttermund verliefs und als eine dünngestielte Geschwulst aus demselben heraushing, da nur die Geschwülste, welche noch innerhalb der Gebärmutterhöhle eingeschlossen sind, oder dieselbe durch ihren dicken Stiel ausdehnen, Blutungen, die dünngestielten, aus der Gebärmutter heraushängenden dagegen nur Schleimflüsse zu erregen pflegen. Von nun an entwickelte sich der Polyp ungehindert in der Vagina und trat selbst durch eine zufällige Veranlassung für die Kranke fühlbar aus der Vulva heraus. Doch auch jetzt wurde er noch verkannt und für einen Prolapsus uteri erklärt, und wenn dieser Irrthum auch nicht zum Gebrauche von Pessarien führte, wie Lee, Montgomery, Velpeau u. A. analoge Beispiele mittheilen, so hinderte er doch, der Kranken früher schon, als es geschehen ist, die richtige Hülfe angedeihen zu lassen.

Das Wort Polyp hat keine auf eine bestimmte hystologische Form eines Afterproduktes hinweisende Bedeutung, es bezieht sich nur auf die äufsere Gestalt und die Entwicklungsstelle, nicht aber auf die hystologische Zusammensetzung und die Bedeutung der Afterorganisation für den Gesammtorganismus. Bildungen der mannigfachsten Art und von sehr verschiedener Wichtigkeit für den Organismus, hat man als Polypen bezeichnet, wenn sie nur mehr oder weniger deutlich gestielt auf der Oberfläche einer Schleimhaut hervortraten, und Bildungen wesentlich derselben Art von ihnen getrennt, wenn sie diese äufsere Gestalt nicht darboten. So sind einfache Hypertrophien der Gewebstheile, welche in die Bildung der Schleimhäute eingehen, oder in der Nähe unter diesen liegen, Fibroide, Markschwämme, fungöse Krebse, Haarbälge, Fibrinegerinsel und Anderes mehr unter dem Collectivnamen Polyp zusammengefafst werden, wenn nur die äufsere Gestalt der hergebrachten Ansicht entsprach, oder ausgeschlossen worden, wenn Gestalt und Anheftungsstelle nicht mit dem hergebrachten Begriff übereinstimmten. Höchstens unterschied man als Unterabtheilungen gut- und bösartige, harte, fibröse, Fleisch- und weiche Schleimpolypen. Diese Verwirrung mufs aufhören und bei der jetzigen Richtung der Arzneiwissenschaft, die so sehr strebt, die Krankheiten nicht mehr nach Symptomen, die mehreren gemeinsam sein können, zusammenzustellen, sondern nach ihren wesentlichen Verschiedenheiten und besonders nach anatomischen Gründen zu individualisiren und lokalisiren, wird man gewifs nicht lange mehr unter dem gemeinsamen nichtsbedeutenden Namen Polyp Entwicklungen zusammenlassen, deren hystologischer Bau, Entstehungsweise und Bedeutung für das Leben so sehr von einander abweichend sind. Es kann nicht der Zweck des gegenwärtigen Aufsatzes sein, einen Versuch zur nähern Classificirung derjenigen Geschwülste, welche man bisher zu den Polypen gezählt hat, zu machen, ich glaube jedoch, dafs es zweckmäfsig sein wird, in Zukunft nur diejenigen Geschwülste zu ihnen zu rechnen, welche als lokale Hypertrophien der normalen Gewebe erscheinen, nicht aber auch die Fremdbildungen, welche in diese Gewebe eingesenkt sein können und nur bei einer bestimmten, zufälligen Entwicklungsstufe polypenförmig an der Oberfläche vorragen. — Die Unterabtheilungen jener ächten Polypen müfsten dann nach dem Vorwalten der einzelnen hystologischen Elemente gebildet werden.

Auch als Polypen des Uterus sind theils Fremdbildungen verschiedener Art, theils lokale Hypertrophien der Schleimhaut und des Uteringewebes selbst bezeichnet und die Formen derselben von den Schriftstellern, welche über diesen Gegenstand sich verbreitet haben, in sehr verschiedener Weise bestimmt und Manches hinzugerechnet worden, was sicherlich nicht hierher gehört. Die nachfolgende Zusammenstellung, welche namentlich die ältere Literatur ganz übergeht und selbst für die neuere keine Vollständigkeit erstrebt, soll nur beweisen, wie selbst bei den neuern Schriftstellern keine Uebereinstimmung über die als selbstständig aufzustellenden Formen der Polypen des Uterus herrscht. Chelius unterscheidet nur fibröse und Schleimpolypen und läfst die letztern, was ihre Symptomatologie und ihren Bau anbetrifft, fast ohne alle nähere Beschreibung. Busch (Geschlechtskrankheiten des Weibes) unterscheidet einfache und entartete, und die erstern wieder in Schleim- und Fleischpolypen. Die Schleimpolypen gingen von der Schleimhaut aus, bestünden oft nur aus einer Hypertrophie derselben, oder aus einer verstopften

Schleimdrüse; bei den Fleischpolypen fände ebenfalls eine Entartung der Schleimhaut statt, bei der jedoch die Gefäfsentwicklung vorherrsche, zugleich aber auch eine beträchtliche Ausschwitzung coagulabler Lymphe, welche sich bald mehr faserig, bald mehr zellig entwickle und zum Unterschiede von andern Auswüchsen dieser Art (?) stets mit Schleimmasse durchwachsen sei. Rokitansky unterscheidet 3 hierher gehörige Formen: den fibrösen Polypen, von welchem er mehre hystologische Unterabtheilungen statuirt; den Schleimpolypen und das zuerst von Clark aufgestellte Blumenkohlgewächs. Auch Churchill (outlines of the principal diseases of females) stellt 3 Formen von Uterinpolypen auf: glandulöse, aus erweiterten, oft traubenförmig zusammengestellten Naboth'schen Eiern bestehend, gestielt, weich, von glandulöser fleischartiger Oberfläche; zellulöse Polypen, weich, uneben, gelappt, in mehre Bündel von Fibern getheilt, violett oder gelblich, aus Zellgewebe und einem schleimhäutigen Ueberzuge bestehend, und endlich fibröse Polypen. Kiwisch v. Rotterau unterscheidet, aufser dem polypösen Fibroid und den fungösen Krebsen des Uterus, zu welchen er auch Clark's Blumenkohlgewächs rechnet, den Schleimpolypen und den fibrinösen oder Blutpolypen des Uterus. Die Schleimpolypen könnten bald mehr in einer hypertrophischen Entwicklung der Schleimhaut, oder der Blutgefäfse, oder der Follikel, oder endlich der submukösen Zellschichte bestehen; gewöhnlich trügen mehre dieser Gewebe gleichzeitig zur Bildung der Polypen bei. Als fibrinösen Polypen stellt er entfärbte Blutgerinsel in der Höhle des Uterus dar, die mit dieser in keiner organischen Verbindung stehen und nichts mit Gewebswucherungen gemein haben. Malgaigne (des Polypes utérins) stellt 5 Formen auf: 1) Vesiculärpolypen, aus einem Conglomerate von weichen Bläschen gebildet, welche mit einer gemeinsamen durchsichtigen Membran überzogen und mit einer hellen Flüssigkeit gefüllt sind; 2) zellige Gefäfspolypen (P. cellulo-vasculaires nach M.), die gewöhnlichsten unter allen, identisch mit Levret's fungösen Polypen, theils klein, weich, mit einer dünnen Membran überzogen, theils grofs, halbkugelförmig, oder länglich, mit zahlreichen

Fungositäten besetzt und ohne einhüllende Membran; 3) hypertrophische Polypen, aus einer hypertrophischen Entwicklung der Muskelfasern des Uterus bestehend; 4) molenförmige Polypen, Haare, Fett, Zähne enthaltend; 5) die eigentlichen fibrösen Polypen. Auch Th. Stafford Lee unterscheidet 6 Formen weicher Polypen: 1) die vesiculären oder Blasenpolypen, hauptsächlich vom Fundus uteri ausgehend, weich, gestielt, mit einem feinen membranösen Ueberzuge, von schmutzig weifsgelber Farbe, in ihrem Innern aus einer grofsen Menge kleiner Bläschen mit klebrigem Inhalte und wenig Fasern zusammengesetzt; 2) gestielte Naboth'sche Drüsen; 3) cellulofibröse Polypen, diese könnten an allen Stellen des Uterus vorkommen und von den weichen Polypen die beträchtlichste Gröfse erreichen; sie seien weich, empfindungslos, leicht blutend, unterhielten reichliche schleimig eitrige Ausflüsse und seien eine häufige Veranlassung zu Hämorrhagien; ein cellulofibröses Gewebe bilde ihre Substanz; 4) die cellulovasculären Polypen kämen gewöhnlich in einer Mehrzahl in der Nähe des Gebärmuttermundes vor und hätten viele Aehnlichkeit mit den Auswüchsen, wie sie an der Mündung der Urethra nicht selten beobachtet werden: sie blieben klein, rund und gäben Veranlassung zu Blut- und Schleimflüssen, sowie zu mannigfachen nervösen Zufällen; 5) die Schleimpolypen, einfache Verlängerungen der Schleimhaut; 6) die Röhrenpolypen des Mutterhalses, feste Polypen, an deren äufsern Oberfläche man eine Reihe von Oeffnungen sieht, welche zu Kanälen führen, welche sich verästelnd das Innere der Geschwulst durchziehen und mit Schleim gefüllt sind. — In ähnlicher Weise unterscheidet Oldham (Guy, hospit. rep. 1844) zellige, schwammige oder fibrös zellige Polypen, die in jedem Theile der Gebärmutterhöhle wurzeln könnten und manchmal einen bedeutenden Umfang erreichten, besonders wenn sie mit Schwangerschaft in Verbindung träten. Sie enthielten zuweilen Cysten, welche Oldham als Verästelungen venöser Gefäfse ansieht.

Es würde leicht sein, die Liste derer zu vermehren, welche eigenthümliche Ansichten über die Formen und die zu bildenden Abtheilungen der Uterinpolypen ausgesprochen haben. Die vorgelegte Zusammenstellung beweist jedoch genügend, wie wenig man auch bei den neuern Schriftstellern in dieser Beziehung zur Uebereinstimmung und einer feststehenden Classification gekommen ist. Bei der demnach bestehenden Unsicherheit und Verwirrung ist es durchaus nothwendig, nach einem bestimmten Principe der Eintheilung sich umzusehen, danach festzustellen, was denn nach dem jetzigen Sprachbegriffe noch zu den Polypen zu rechnen sey, und alles Fremde nicht streng hierher Gehörige auszuscheiden. Der Grund der Eintheilung kann aber gewifs nur in dem Baue dieser Geschwülste gesucht werden, der denn auch, mit Rücksicht auf den normalen Bau des Uterus, genauer, als es bisher geschehen ist, studirt werden mufs. Verfolgt man sodann, unter Vergleichung einer gröfseren Zahl von Fällen, den Entwicklungsgang dieser Geschwülste, so wird man nicht in Gefahr kommen, als besondere Formen zu beschreiben, was nur Entwicklungsstufen einer und derselben Form sind.

Von der nachfolgenden Betrachtung können die eigentlichen fibrösen Polypen, d. h. die Fibroide, gänzlich ausgeschlossen bleiben, da sie hinreichend bekannt und von Allen in gleicher Weise angenommen sind. Herkömmlich rechnet man sie jetzt noch zu den Polypen, obwohl sie verhältnifsmäfsig zu der Häufigkeit ihres Vorkommens selten unter der Form eines solchen, d. h. gestielter, in die Höhle des Uterus vortretender Geschwülste, auftreten und da sie aufserdem auch an andern Stellen des Körpers vorkommen, an denen sie nie die Form eines Polypen annehmen können, so würde, wenn der allgemein angenommene Gebrauch nicht zu sehr dagegen spräche, es zweckmäfsiger erscheinen, sie ganz von den Polypen zu trennen, deren wesentliche Form und Eigenschaften sie nur zuweilen annehmen.

Die sogenannten molenförmigen Polypen, welche Malgaigne u. A., unter deutschen Schriftstellern Busch, als selbstständige Form mit aufführen, sind gänzlich von den Polypen zu trennen. Für ihre Beibehaltung spricht nicht einmal ein allgemeineres Herkommen. Es sind Balggeschwülste,

Cystoiden, welche, wie häufiger an andern Orten, namentlich den Ovarien, ausnahmsweise auch im Uterus vorkommen und an dessen innerer Oberfläche vortreten können. Defsgleichen halte ich es für gänzlich ungeeignet, die fibrinösen oder Blutpolypen, welche Kiwisch aufführt, zu den Polypen zu rechnen. Sie stimmen in keiner wesentlichen Eigenschaft mit ihnen überein, stehen mit den Uterinwandungen in keiner organischen, durch Gefäfse und Nerven vermittelten Verbindung, sind selbst nicht organisirt und dauernd, und haben nicht einmal das mit den polypenförmigen Anhängen gemein, dafs sie durch ein gleiches Operationsverfahren, wie es bei diesen pafst, entfernt werden müssen.

Um bestimmen zu können, in wie weit die übrigen von den Schriftstellern aufgestellten Formen der weichen Uterinpolypen selbstständig und gehörig begründet, oder vielleicht nur Entwicklungen einer und derselben Form seien, halte ich es für unerläfslich, auf die normale Gewebszusammensetzung des Uterus hinzuweisen, da jene Geschwülste nur aus der hypertrophischen Entwicklung der auch im normalen Zustande vorhandenen Gewebe hervorgehen und die verschiedenen Formen derselben nur dadurch entstehen, dafs der Polyp bald nur aus einem einzelnen Zellengewebe, bald durch die Verbindung mehrerer, gebildet wird. Da die Zusammensetzung namentlich der Schleimhaut des Uterus nicht an allen Stellen seiner Höhle dieselbe ist, so erklärt es sich, dafs auch die Wucherungen, welche an der Oberfläche derselben vortreten, nicht überall denselben Bau annehmen, sondern der jedesmaligen Ursprungsstelle entsprechen.

Die Schleimhaut des Uterus zeichnet sich, so weit sie den Gebärmuttermund und den Eingang des Gebärmutterhalses überzieht, durch deutlich entwickelte, dicht zusammengestellte Papillen aus. Doch erstreckt sich dieser Papillarkörper nicht höher hinauf, als bis zu dem innern Gebärmuttermunde und dem Anfang der Gebärmutterhöhle, hier gestaltet sich die Gebärmutterschleimhaut zu vielfachen, in eine gewisse Ordnung gestellten Flocken und Falten, dem sogenannten Arbor vitae. Zwischen diesen Falten und Warzen ist eine Menge in sich geschlossener, schleimhäutiger Follikel, die sogenannten Naboth'schen Eier, so wie traubenförmig verzweigter schlauchförmiger Drüsen, in die Substanz des Uterus eingesenkt. Es liegt in der normalen Entwicklung jener Follikel, sich zu vergröfsern, nach und nach von der Tiefe nach der Oberfläche vorzutreten, wobei sich ihre Wandungen verdünnen, bis sie endlich bersten, dehisciren. Die geborstenen Bläschen bestehen eine zeitlang Schleim absondernd fort, bis sie endlich wahrscheinlich wieder verschwinden. So innig auch die Schleimhaut des Uterus an das unter ihr liegende Parenchym desselben angeheftet ist, so ist sie doch, wie der schwangere Zustand beweist, einer sehr grofsen Ausdehnung fähig. Eine grofse Zahl feiner, sowohl arterieller als venöser Capillarien verzweigt sich zwischen den genannten Geweben. Nach dem Fundus uteri hin nimmt dessen Schleimhaut einen einfachern Bau an, indem sie weder Flocken und Falten bildet, noch in ihrem submucösen Zellgewebe geschlossene Follikel, Nabothsche Eier enthält. In dem Vorstehenden sind diejenigen Elemente angedeutet, welche bei der Bildung der weichen Uteruspolypen von Interesse sind, für eine genauere Darstellung glaube ich auf die Schriften, welche sich mit feinerer Anatomie speciell befassen, und namentlich auf Berres verweisen zu dürfen.

So viel mir bekannt, hat Malgaigne zuerst hypertrophische fibröse Polypen als besondere Form unterschieden. Auch Cruveilhier (anat. path. du corps humain, 11. 6. fig. 2.) stellt sie dar. Es sind gestielte Geschwülste, welche aufser einem dünnen schleimhäutigen Ueberzuge, aus einer unmittelbaren Fortsetzung der fibrösen Muskelfasern des Uterus bestehen. Es ist gewifs von Interesse gewesen, diese festen, faserigen Polypen von den gestielten Desmoiden zu unterscheiden. Streng genommen pafst aber die Bezeichnung hypertrophischer Polyp, wenigstens nicht ausschliefslich auf diese Varietät, da auch die übrigen Varietäten ächter Polypen auf hypertrophischer Entwicklung der dem Uterus eigenthümlichen Gewebe beruhen und neben ihren übrigen Bildungselementen Fasern enthalten.

Verfolgt man die hierher gehörigen Excrescenzen unter Vergleichung einer gröfsern Zahl von Präparaten und Abbildungen, so lassen sich folgende Formen, von den einfachern zu den zusammengesetzteren vorschreitend, aufstellen.

Eine sehr einfache Form entsteht dadurch, dafs ein einzelner Naboth'scher Follikel sich ungewöhnlich vergröfsert, an der Oberfläche vortritt und die Schleimhaut zuletzt zu einem dünnen Stiele vordrängt. Solche Polypen scheinen nicht selten zu sein. Lee (Lond. med. chir. transact. Vol. 19. Pl. 3) und namentlich Huguier (mém. de la société de Chirurgie de Paris 1847, fasc. 1 et 3) haben gute Abbildungen derselben gegeben. Sie stehen zuweilen einzeln, häufig mehre dicht bei einander, oft auf sehr dünnen Stielen. Neben solchen, die schon gestielt an der Oberfläche vortreten, finden sich gewöhnlich noch andere, welche halb oder ganz in die Substanz des Uterus eingesenkt sind. Sie sind weich, glatt, ohne Höcker, und um so deutlicher fluctuirend, je gröfser sie sind. Die Festigkeit der kleinern unter ihnen gleicht der eines kleinen fibrösen Körpers, mit welchem sie verwechselt werden können. Durch das Speculum erkennt man die glatte Oberfläche, deren Farbe, wenn der Follikel klein ist, gleich der des Gebärmutterhalses erscheint, bei gröfsern aber schiefergrau, opalescirend, indem der Inhalt durch die dünne Hülle durchschimmert. Die Schleimhaut der Umgegend ist gewöhnlich stark injicirt, geröthet, aufgelockert. Die Follikel, welche nicht aus dem Gebärmuttermunde herausgetreten sind, oder welche sich gegen die Gebärmutterhöhle hin entwickelt haben, können höchstens vermuthet, nicht aber, so lange der Gebärmuttermund nicht hinreichend geöffnet ist, um eine Untersuchung durch das Gesicht und das Gefühl zuzulassen, mit Bestimmtheit diagnosticirt werden. Der Sitz dieser reinen follikulären Polypen ist am häufigsten in dem Gebärmuttermunde, sie kommen jedoch auch in der ganzen Länge des Gebärmutterhalses, bis zu dem Anfange der Gebärmutterhöhle vor. In dem mittlern Theile dieser Höhle dagegen und an dem Fundus, in der Nähe der Mündungen der Tuben fehlen sie, da sich hier keine, oder nur wenige

Naboth'schen Follikel finden. Wenn mehre Naboth'sche Follikel unter einer gemeinschaftlichen schleimhäutigen Hülle vortreten, so findet sich zwischen ihnen immer auch ein Theil der Fasern, in welche sie eingebettet waren. Auf diese Weise entwickelt sich der follikuläre, oder vesikuläre Polyp (cellulofibröse Polyp, Lee; vesikuläre Polyp, Malgaigne). Auch diese Polypen können nur da vorkommen, wo sich Naboth'sche Follikel in dem Uterus finden. Indem häufig neben zahlreichen Follikeln zugleich das fibröse Gewebe, nebst einem reichlichen Gefäfsantheile entwickelt ist, erreichen diese Polypen nicht selten eine sehr beträchtliche Gröfse. Ein Beispiel einer nicht unbeträchtlichen Geschwulst der Art bietet die Nr. 407 der hiesigen pathologischen Sammlung. Sie sitzt genau an dem innern Gebärmuttermunde mit einem Stiele von der Breite eines ½ Centimeters angeheftet. Ihre Länge beträgt über 4 Centimeter. Sie ist, so weit sie in dem Gebärmutterhalse liegt, platt zusammengedrückt, vor demselben aber kolbenförmig angeschwollen, und, namentlich in dem letztern Theile, mit einer grofsen Menge hanfkorngrofser Bläschen besetzt. Ein zweiter kleiner nicht follikulöser Polyp sitzt an dem Fundus. Diese follikulösen Polypen sind während ihres Bestehens mannigfachen Veränderungen, namentlich abwechselnden Vergröfserungen und Verkleinerungen unterworfen. Die kleinern, oft nur aus einem einzigen Follikel bestehenden verschwinden oft gänzlich, entweder indem ihr dünner Stiel von selbst abreifst, bei einer Untersuchung abgestofsen wird, oder indem das Bläschen platzt, sich entleert und zurück bildet. Man findet an ihrer Spitze oft eine äufserst kleine Oeffnung, aus welcher sich nur mit Mühe ein wenig Schleim ausdrücken läfst, welcher vollkommen demjenigen gleicht, der auch sonst aus der Gebärmutter fliefst. Je nachdem das Bläschen mehr oder weniger gefüllt ist, die Gebärmutterlippen mehr oder weniger turgesciren, treten diese Excrescenzen aus dem Gebärmuttermunde heraus, oder in den Hals derselben wieder zurück. Daher erklärt es sich, dafs man dieselben, bei zu verschiedenen Zeiten angestellten Untersuchungen, bald antrifft, bald wieder vermifst. Die gröfsern unter ihnen, wenn sie auch wegen der Beimischung von Fasern nicht gänzlich verschwinden können, vergröfsern und verkleinern sich doch, je nach dem Entwicklungsstande, in welchem sich die Follikel befinden. Sie treten demgemäfs mehr oder weniger weit in den Geschlechtstheilen vor. So kam es, dafs in dem Falle, welcher die Veranlassung zu diesem Aufsatze giebt, bei gröfserer Turgescenz die Geschwulst zuweilen den Scheideneingang erreichte, zuweilen sich wieder zurückzog. Die einzelnen Bläschen übersteigen selten die Gröfse einer starken Erbse, indem sie dann platzen, sich in trichterförmige Schleimhöhlen verwandeln, oder sich zurückbilden. Einzelne sollen jedoch auch eine viel beträchtlichere Gröfse, bis zu der eines kleinen Ei's erreichen können, ohne zu bersten. Nach Huguier l. c. sollen aus dem Bersten dieser grofsen Follikel die hohlen, Schleim und Blut abscheidenden Polypen entstehen, welche man zuweilen für Inversionen oder Prolapsus des Uterus genommen hat und nach deren Entfernung man den Uterus selbst exstirpirt zu haben glaubte. Boivin (malad. de l'utérus et de ses annexes, Pl. 19, fig. 3—4) bildet einen solchen hohlen Polypen ab, der von mehren Wundärzten für einen umgestülpten Uterus gehalten worden war. Er ist von beträchtlicher Gröfse und schliefst in seinem Innern eine Höhle ein, welche durch mehre Gänge nach aufsen mündet. Die innere Oberfläche der Höhle war mit einer faltigen Membran ausgekleidet. Aus den Oeffnungen flofs von Zeit zu Zeit Schleim und Blut. Die Wandungen der Höhle hatten eine Dicke von 8 — 9 Millimeter. Dieser Polyp wurde mit Erfolg von Dubois exstirpirt. Aehnliche Beispiele hohler Polypen, mit völlig geschlossener, oder durch eine Spalte nach aufsen mündender Höhle sind, namentlich in der ältern Literatur, nicht selten. Levret führt 3 Fälle auf, wo nach der Entfernung hohler Polypen die Chirurgen den Uterus selbst exstirpirt zu haben glaubten. Hoin (mém. de l'acad. de Chirurg. T. III) glaubte ebenfalls nach der Entfernung einer hohlen aus der Vulva hängenden Geschwulst den Uterus exstirpirt zu haben, die Kranke hatte jedoch 3 Jahre später ein unglückliches Wochenbett und blieb menstruirt. Collin glaubte ebenfalls den Uterus entfernt zu haben, die genauere Untersuchung vor der Academie d. Med. bewies jedoch, dafs es ein hohler Polyp war, an dessen Spitze sich eine Spalte befand, welche den Gebärmuttermund imitirte. Ein ganz analoger Fall wird von Laumonier mitgetheilt. Aber nicht allein in älterer Zeit finden sich Beispiele dieses diagnostischen Irrthums, auch die Chirurgen der neuern Zeit sind nicht frei davon. Im Jahre 1823 entfernten Richerand und Cloquet eine Geschwulst von der Gröfse eines Kindeskopfs, welche zwischen die Schamlippen getreten war, und glaubten den Uterus selbst exstirpirt zu haben, da sie in derselben eine Höhle und andere Eigenschaften der Gebärmutter entdeckten. Nach dem Tode der Operirten fand man jedoch den Uterus noch an seiner natürlichen Stelle. Velpeau (Thése d'A. Bérard sur le diagnostic. obs. 61) drückt eine konische, an ihrer Spitze mit einer Spalte versehene Geschwulst, die er für den vorgefallenen Uterus nimmt, mit einem Pessarium zurück. Als die Kranke wenige Tage darauf an einer akuten Unterleibsentzündung gestorben ist, findet man statt des vermeinten Uterus, einen langgestielten hohlen Polypen.

Ob in allen vorgeführten Fällen, deren Zahl sehr leicht vermehrt werden könnte, diese hohlen Geschwülste follikuläre Polypen waren, oder etwa Fibroide mit centraler Erweichung, wage ich, da bei der Beschreibung gar keine Rücksicht auf diese Unterschiede genommen wurde, selbst nicht einmal die Stelle angegeben ist, wo diese Geschwülste sich implantirten, nicht zu entscheiden. Der Umfang der Höhle und die Dicke der Wandungen scheint der Annahme zu widersprechen, dafs jene aus erweiterten Naboth'schen Eiern gebildet sein konnten. Wenn jedoch diese Follikel bis zu der Gröfse eines Ei's anschwellen können, wie bestimmte Erfahrungen beweisen, und wenn man hinzufügt, dafs das Fasergewebe des Uterus zugleich hypertrophisch sein kann, so steht der Annahme, dafs jene festen hohlen Polypen follikuläre gewesen seien, wenigstens kein absolutes Hindernifs entgegen, weitere Untersuchungen müfsten hierüber entscheiden.

In der Umgegend der vesiculären Polypen findet man gewöhnlich noch eine Menge sehr entwickelter Naboth'scher Follikel, theils noch mitten in der Substanz des Uterus, theils an dessen Oberfläche vorragend, welche noch nicht zu polypösen Anhängseln sich gestaltet haben; aufserdem eine Menge offener Schleimsäcke, aus welchen sich beträchtliche Quantitäten des fadenziehenden Schleims ausdrücken lassen, dessen Ausflufs eine der Hauptbeschwerden der Kranken ausmachte.

Der Inhalt der geschlossenen Follikel ist gewöhnlich hell, schleimig serös, doch scheint er auch entarten zu können. Bérard fand ihn in einigen Follikeln verkreidet.

Wenn mehre Follikel an einer Stelle zugleich vortreten, so bilden dieselben mit den Fasern des Uteringewebes, welches sie vorgedrängt haben, und dem Schleimhautüberzuge, den sie von der Gebärmutter erhalten, den follikulären Polypen. Das Verhältnifs, die Gruppirung und die Gröfse der Follikel im Vergleich zu den übrigen Formbestandtheilen ist ein sehr verschiedenes, indem bald nur einzelne Follikel in einen faserigen Polypen eingesenkt sind, bald an einer oder der andern Stelle desselben ganze Gruppen von Bläschen sich befinden, oder fast der ganze Polyp aus einem Agglomerate von Follikeln besteht.

Wenn von den Follikeln, welche an der Oberfläche des Polypen hervorgetreten sind, eine gröfsere oder geringere Zahl geborsten ist, so nimmt der Polyp ein anderes Aussehen an, welches T. S. Lee bei der Aufstellung seiner Röhren- (channelated) Polypen offenbar im Auge hatte. Neben den Bläschen, welche als Knötchen von verschiedener Gröfse an der Oberfläche des Polypen vorragen, findet man mehr oder weniger zahlreiche Oeffnungen von verschiedener Weite, die zu schleimhäutigen Höhlen führen, welche mehr oder weniger tief in die Substanz des Polypen sich einsenken. Es sind dieses die dehiscirten, in der Rückbildung begriffenen Follikel, sie sind analog den Schleimhauthöhlen, welche man zwischen den Falten des Lebensbaums antrifft und wie diese mit zähem Glasschleim gefüllt.

Ein anderes Aussehen gewinnt der Polyp, wenn neben den genannten Elementen auch die Papillen an dem äufsern Gebärmuttermunde an der hypertrophischen Entwicklung Theil nehmen, oder sich Falten, analog denen des Arbor vitae, auf seiner Oberfläche bilden.

Die hypertrophische Entwicklung des Papillarkörpers auf Polypen ist von keinem Schriftsteller beachtet worden. Ich habe sie an drei weichen Uterinpolypen gefunden, welche in der hiesigen Sammlung aufbewahrt werden und zwar nur an solchen, welche dicht am äufsern Gebärmuttermunde wurzeln. Am ausgezeichnetsten ist die Entwicklung dieser Papillen an dem Polypen, dessen Exstirpation die Veranlassung zu dem gegenwärtigen Aufsatze gegeben hat. Sie sind in der voranstehenden Krankengeschichte näher beschrieben worden. — Diese hypertrophischen Papillen sind offenbar nicht von denjenigen verschieden, wie sie sich auch auf andern wiederholt gereizten Schleimhäuten bilden. Sie sind bekanntlich häufig bei dem sogenannten Cancer Penis und ich habe sie ganz in derselben Form auf der Spitze der Uvula bei einem jungen Menschen gefunden, welcher die Gewohnheit hatte, sein sehr verlängertes Zäpfchen zwischen die Zähne zu bringen und daran zu kauen (path. Mus. Nr. 902). Wenn sie auch häufig auf Krebsen vorkommen, so ist ihre Anwesenheit doch wohl nicht immer Beweis der krebsigen Natur der Geschwulst, auf der sie sitzen. Sie gehören den sogenannten Epithelialgeschwülsten an, und stehen wie diese in der Mitte zwischen bösartigen, krebsigen und nicht krebshaften Entwicklungen. — Häufiger als diese Papillen sind die Falten auf weichen Uterinpolypen. Sie gleichen ganz den normalen Falten des Arbor vitae und verlaufen theils der Länge des Polypen nach, theils unregelmäfsig nach verschiedenen Richtungen. Die Figuren 2 u. 3 der Tab. 3, Vol. XIX d. medico-chirurg. transactions stellen solche faltige Polypen dar. Unter den weichen Polypen der hiesigen Sammlung zeigen mehre theils Falten, theils Papillen, jedoch nur solche, welche im Collum uteri aufsitzen, keiner von denen, welche höher oben im Körper und Fundus uteri hervortreten. Sind mehre Polypen zugleich vorhanden, so hat nur der im Collum, nicht auch der höher oben aufsitzende Falten oder Papillen.

Die im Körper und dem Grunde des Uterus vorkommenden weichen Polypen sind entweder nur einfache Duplikaturen der an dieser Stelle durchaus glatten Schleimhaut und enthalten in ihrem Innern nur eine dünne Lage Zellgewebe, oder es setzt sich in das Innere dieses Schleimhautsackes eine gröſsere Parthie des faserigen Uteringewebes fort. Ein Durchschnitt zeigt, daſs die Fasern des Uterus unmittelbar in den Körper des Polypen übergehen und den gröſseren Theil von dessen Masse ausmachen. (Cruveilhier Liv. XI, Pl. 6.) Die erstern Polypen gleichen vollkommen den Nasenpolypen; sie sind gewöhnlich klein, von den festen Wandungen des Uterus zusammengepreſst, platt, einzeln, oder doch nur in geringer Zahl zu 2 und 3 vorkommend. Das hiesige pathologische Museum enthält 3 Exemplare von Gebärmüttern, in deren Höhle solche einfache Schleimpolypen an der hintern Wand und den seitlichen Rinnen wurzeln.

Nicht selten kommen diese einfachen Schleimpolypen gleichzeitig mit vesiculären und papillösen vor, wie die Nummern 1250 und 51 des hiesigen pathologischen Museums beweisen. Die zweite Varietät dieser Polypen (Cruveilhier und Malgaigne's hypertrophische Polypen) können eine sehr beträchtliche Gröſse erreichen, wie die oben angeführte Abbildung von Cruveilhier beweiſst. In den beiden hierher gehörigen Präparaten, die unser Museum enthält, entspringt der Polyp, wie der von Cruveilhier abgebildete, vom Fundus uteri.

Bei vielen Uterinpolypen sind die verschiedenen Bildungselemente, welche auch einzeln in denselben vorkommen können, vereinigt, jedoch immer nur so weit der Boden, von dem sie ausgehen, ihnen hierzu das Material liefert. So waren bei dem Polypen der Frau R., dessen Beschreibung ich oben geliefert habe, geschlossene und dehiscirte Follikel, Falten, Papillen, neben zahlreichen Gefäſsen und Fasern, welche den Kern des Ganzen bildeten, nachweisbar.

Die hypertrophischen Papillen, wie sie bei manchen sogenannten Schleimhautkrebsen, namentlich dem Cancer penis, aber auch, wie ich oben nachgewiesen habe, auf Schleimpolypen des Gebärmutterhalses vorkommen, werden häufig mit blumenkohlähnlichen Wucherungen verglichen und danach benannt. Unter dem Namen Blumenkohlgewächs des Uterus ist jedoch zuerst von J. Clark (transactions of a Society for the improvement of medical et surgical knowledge) und von C. M. Clark (Beobachtungen über die Krankheiten des Weibes) auch eine eigenthümliche polypöse Wucherung des Gebärmutterhalses beschrieben worden, deren charakteristische anatomische und vitale Eigenschaften, sowie ihre Unterschiede von den bisher aufgeführten Bildungen festzustellen um so mehr von Interesse sein möchte, als sie zu den seltnern Desorganisationen gehört und bisher namentlich diagnostisch und therapeutisch nur sehr wenig beachtet worden ist.

Als charakteristisches Symptom dieser Krankheit wird von Clark ein seröser, meistens ungefärbter, geruchloser, nicht scharfer Ausfluſs angegeben, der anfangs in geringer Quantität, nach und nach aber so reichlich abgeht, daſs die Kranke kaum im Stande ist, durch untergelegte Tücher sich rein und trocken zu erhalten. Auf äuſsere Veranlassungen, nach dem Beischlafe, beim Drängen auf den Stuhl, später bei jeder Bewegung, Niesen, Husten, flieſst Blut ab. Dazu gesellen sich dieselben consensuellen Störungen der Verdauung, hysterische Zufälle, wie sie auch bei andern Desorganisationen des Uterus vorkommen, die Kranke wird durch Säfteverlust immer mehr erschöpft, hydropisch und stirbt endlich an den Folgen dieser Säfteverlüste. Clark vergleicht das Blumenkohlgewächs mit der Placenta, mit der es einen ganz ähnlichen Bau habe. Eine sehr feine Membran überzieht eine groſse Menge granulöser, hoch fleischfarbener Hervorragungen, welche an manchen Stellen groſs und unregelmäſsig, an andern klein und gleichmäſsig sind. Die einzelnen Granulationen lassen sich wie die Sprossen eines in Samen geschossenen Blumenkohls abpflücken. Die Gröſse der Geschwulst wird durch die Nachgiebigkeit der Scheide bestimmt, sie kann sehr beträchtlich werden, so daſs die Geschwulst die ganze Scheide ausfüllt, aus ihr hervortritt und sich über die Schamlippen ausbreitet. Der Sitz der Geschwulst ist nach Clark immer am Mutterhalse, von dem sie oft nur einen kleinen Theil, oft aber auch den ganzen Umfang einnimmt, nach Lever kann sie jedoch auch von dem Fundus ausgehen. Der Boden, von dem der Auswuchs entspringt, ist im Uebrigen oft vollkommen gesund, zuweilen aber auch, wie es scheint, sekundär geschwürig. Die Geschwulst ist nach Clark so gefäfs- und blutreich, dafs sie nach dem Tode oder nach einer Exstirpation zu einer ganz unscheinbaren Masse zusammenfällt. Später als Clark haben das Blumenkohlgewächs vorzugsweise nur englische Aerzte beschrieben; Lever, Montgomery, Anderson, Simpson, Hooper, Davies, Ashwell und besonders Lee. Unter den deutschen beschreibt Kiwisch es nur nach Clark und vermuthet, dafs es nur eine besondere Ausbildung des Krebses sei. Rokitansky sah es einmal und zwar auf notorisch krebsigen, medullärem Boden entspringen. Er beschreibt es als eine aus rosenkranzförmig an einander gereihten, linsengrofsen, blafsröthlichen, durchscheinenden, ziemlich resistenten Körperchen bestehende Conferven ähnliche Wucherung, die aus dem Gebärmutterhalse in die Scheide herabhing und bei jeder Berührung stark blutete. Clark bringt das Blumenkohlgewächs mit keiner anderweitigen Krankheit des Uterus, namentlich nicht mit Krebs in Verbindung, und er sah es bei Frauen von dem 20. Jahre an bis in das späteste Alter. Als Gegenbeweis gegen die krebsige Natur führt er an, dafs die Frauen nicht abmagerten, wie bei Gebärmutterkrebs, dafs die Geschwulst nicht schmerzhaft sei, nach vollständiger Exstirpation nicht wiederkehre, sich nicht auf die benachbarten Gewebe ausbreite u. s. w. Die mikroscopischen Untersuchungen frischer Geschwülste, welche Lee, Simpson und Anderson anstellten, zeigten im Allgemeinen einen zelligen Bau, und bald nur einfache Kernzellen, bald aber auch Schachtelzellen und spindelförmige Zellen. Doch trat in mehren Fällen, deren Geschichte Clark mittheilt, nach der Exstirpation Recidiv ein, in andern dagegen wurde auch durch Blutentleerungen und adstringirende Einspritzungen der Zustand gebessert, in einem sogar geheilt. L. Boyer (Bulletin de l'acad. de méd. T. 12. 1846—1847) giebt S. 289 die Beschreibung einer polypösen Excrescenz, welche ganz offenbar hierher gehört. Bei einer 26jährigen, im 6. Monat schwangeren Frau wurde beim Touchiren eine weiche, schlaffe Geschwulst entdeckt, welche eine Menge schwärzlicher Verästelungen darbot, die sich wie die Beeren einer Traube an einem gemeinschaftlichen Stiele anhefteten. Sowohl bei der Untersuchung, als bei der bald darauf folgenden Geburtsarbeit ging ein Theil dieser Geschwulst ab und die Hauptmasse wurde endlich durch den Kopf des Kindes aus der Vulva herausgedrängt und mit einer Schlinge abgequetscht. Die Geschwulst hatte ursprünglich die Gröfse einer Orange, verkleinerte sich aber später durch den Abflufs des Blutes. Auf einem gemeinschaftlichen, etwa fingerdicken Stiele safsen eine Menge gestielter, länglicher, blaurother Excrescenzen auf; andere, rudimentäre, noch nicht gestielte hatten eine weifsliche Farbe. Die ganze rundliche Masse hatte die Form eines Blumenkohlkopfes. Die Blutung war gering und die Geburt ging glücklich von Statten. Fälle dauerhafter Heilung des Blumenkohlgewächses haben aufserdem Montgomery, Lee, Simpson, Walsh. Wenn in andern Fällen der Erfolg der Behandlung nicht eben so glücklich war und Recidiv erfolgte, so kann dieses eben so wohl von der unvollständigen Exstirpation, der Anwesenheit noch mehrer kleiner versteckter Gewächse, als von ihrer krebsigen Natur abhängen.

In der hiesigen pathologischen Sammlung befindet sich ein älteres Präparat, welches ich nur hierher zählen kann, welches jedoch leider von keiner andern Notiz begleitet ist, als dafs es von einer Erzhure herrühre. Aus der Mündung der Gebärmutter hängt eine schmale, 4½ Centimeter lange Geschwulst heraus, welche ganz in der Nähe des Muttermundes, an der innern Fläche des im übrigen durchaus nicht krankhaft veränderten Collum uteri wurzelt. Auf einem sehr dünnen fibrösen Stiele sitzt eine Unzahl Knötchen und Bläschen auf, von denen immer mehre auf einem gemeinschaftlichen Stiele befestigt sind. Das Ganze hat ein trauben- oder quastenförmiges Aussehen, welches ich nicht besser vergleichen kann, als mit dem traubenförmigen Aussehen der Flocken des Chorions, wenn es sich zu einer Traubenmole umzubilden beginnt, oder den quastenförmigen Auswüchsen, welche man in den Kysten mancher Ovarialgeschwülste findet. Zwei kleinere Auswüchse derselben Art sitzen in der Nähe des gröfsern an der innern Fläche des Muttermundes. Aufserdem enthält dieser Uterus in seinem Fundus noch einen Schleimpolypen und einen fibrösen, noch in den Fundus uteri eingesenkten Körper. Das rechte Ovarium ist zu einer grofsen, mehrfächerigen Kyste ausgedehnt.

Die Existenz vielgelappter, traubenförmiger, blumenkohlähnlicher, polypöser Excrescenz aus dem Uterus, des Blumenkohlgewächses desselben, steht sonach, wie ich glaube, aufser Zweifel. Es ist sowohl von dem follikulären und papillösen Polypen, als auch von den blutenden Fungositäten des weichen Gebärmutterkrebses zu unterscheiden. Doch sind die bis jetzt vorliegenden Beobachtungen viel zu wenig zahlreich und selbst zu ungenau, um genügende Auskunft über Bau, Entstehung und Fortbildung dieses Gewächses und seiner Bedeutung für den Gesammtorganismus geben zu können. Durch die blutigen und serösen Ausflüsse wird man wohl auf die Vermuthung der Anwesenheit einer solchen Excrescenz geführt werden können, doch wird eine bestimmte Diagnose nur durch die lokale Untersuchung, besonders vermittelst des Speculums gestellt werden können, da diese Ausflüsse nicht so charakteristisch für das Blumenkohlgewächs sind, als Clark angab. In dem von mir oben mitgetheilten Falle der Frau R. wechselten Ausflüsse von zähem Glasschleim mit dünnen, milchig eitrigen und serösen, sehr profusen, stofsweise hervorkommenden farblosen Ausflüssen ab. Ueber die Quelle derselben läfst uns auch Clark im Zweifel; es ist aber wohl keinem Zweifel unterworfen, dafs die milchigeitrigen, Produkte der Vaginalschleimhaut, die fadenziehenden, des Gebärmuttermundes und der dehiscirten Follikel sind. Die serösen endlich scheinen unmittelbare Exsudationen aus den Gefäfsen sehr blutreicher Geschwülste zu sein, vielleicht wenn der Rückflufs des Blutes, durch Einklemmung des Stieles im Gebärmuttermunde gehemmt ist. Es sind diese Ausflüsse auch nicht immer, wie Clark angiebt, rein serös, farblos, sondern häufig auch braun und blutig gefärbt, wie Anderson beobachtete. Es können daher diese verschiedenen Ausflüsse, aufser den Blutungen, bei einer und derselben Kranken, durch eine und dieselbe Geschwulst veranlafst, gleichzeitig oder zu verschiedenen Zeiten vorkommen.

Ueberblicken wir nach dem Vorausgeschickten nochmals die verschiedenen polypösen Excrescenzen, welche im Uterus vorkommen, so erscheinen folgende Formen und Varietäten als hinreichend begründet :

1) der fibröse Polyp, das polypenförmige Fibroid mit seinen hystologischen Varietäten;
2) der weiche Schleimpolyp, mit seinen durch vorwaltende hypertrophische Entwicklung eines oder mehrer Bestandtheile der Schleimhaut sich bildenden Varietäten, als :
   a) der reine Schleimpolyp;
   b) der fibröse hypertrophische Polyp;
   c) der einfache follikuläre Polyp;
   d) der fibro-follikuläre Polyp;
   e) der papilläre Schleimpolyp.

   Alle diese können mehr oder weniger gefäfsreich sein.
3) Das Blumenkohlgewächs.

Nach Busch u. A. treten erst dann Blutungen zu Gebärmutterpolypen hinzu, wenn dieselben eine gewisse, ansehnliche Gröfse erreicht haben. Die Ausdehnung der Gebärmutter durch die Gröfse des Polypen wird als die Mitursache dieser Blutungen angesehen. Diese Annahme ist jedoch durchaus irrig und kann in mehrfacher Beziehung nachtheilig werden, indem im Vertrauen auf dieselbe bei sehr kleinen Polypen nicht die genaue Untersuchung angestellt wird, welche zu deren Auffindung oft nöthig ist, oder der Mangel an Blutungen selbst gröfsere Polypen nicht vermuthen läfst. Aufser der Gröfse, welche vorzugsweise bei den Polypen in Anschlag kommt, die ganz in der Höhle des Uterus eingeschlossen sind, ist es besonders noch der Bau und ganz besonders die Anheftungsstelle derselben, welche als veranlassende Momente der Blutung in Betracht zu ziehen sind. Sehr kleine, erbsengrofse Polypen, welche das Touchiren kaum zu entdecken vermag, erregen sehr heftige Blutungen, wenn sie noch zwischen den Gebärmutterlippen und in dem Gebärmutterhalse liegen, und hören auf von Blutungen begleitet zu sein, sobald sie aus dem Gebärmuttermunde hervorgetreten sind; der voranstehende Fall der Frau R. giebt hierzu einen Beleg, deren sich viele u. A. bei Montgomery finden. Die Blutungen ergiefsen sich offenbar weniger aus den Gefäfsen der Polypen, als aus denen der Gebärmutter. Sobald nur noch der dünne Stiel des Polypen zwischen den Muttermundslippen liegt, erfolgen keine Blutungen mehr, wenn derselbe auch von dem enggeschlossenen Muttermunde eingeschnürt wird. Der Polyp bewirkt also Blutungen nicht allein dadurch, dafs er den Uterus ausdehnt, sondern auch schon dafs er ihn durch seine Lage reizt, Congestionen veranlafst, die häufig in sekundäre Entzündung und Ulceration ausgehen. Diese Irritation des Uterus durch den Polypen ist gleichzeitig die Ursache vielfacher nervöser Erscheinungen und Störungen entfernter Organe, deren Grad ebenfalls von der Gröfse des Polypen ziemlich unabhängig ist und es ist bemerkenswerth, wie schnell diese Zufälle verschwinden, sobald der Polyp exstirpirt ist. Bei der Frau R. war die körperliche Schwäche so grofs, dafs sie, ohne halb getragen zu sein, keinen Schritt thun konnte, und 3 Tage nach der Operation unternahm sie ohne alle Unterstützung ziemlich weite Spaziergänge und erstieg ohne sonderliche Mühe die Treppe bis in den dritten (zweiten) Stock des Hospitalgebäudes. Gewifs war also diese Schwäche nicht Folge der Säfteverlüste, sondern Symptom der Nervenverstimmung. Ebenso waren die Reizbarkeit des Magens, die Schmerzen im Kreuze und in den Schenkeln, der Blasenkrampf, fast augenblicklich mit der Entfernung des Polypen verschwunden. **W.**

II.

Carcinomatöse Degeneration einer alten Narbe (warty tumor, Hawkins); Amputation; Heilung.

(Krankengeschichte aufgenommen von Hrn. L. Winter aus Oberbeerbach.)

Casimir Belz, Landmann aus Dauernheim, jetzt 56 Jahre alt, erlitt vor 14 Jahren eine sehr bedeutende Zerquetschung des rechten Vorderarms und der Hand unter den Steinen einer Oelmühle. Am stärksten war die Gegend des Handrückens und des Handgelenks zerquetscht, weniger die Finger und die Gegend des Ellenbogengelenkes. An jener Stelle war die Haut zum Theile vollkommen zerstört und der Knochen blosgelegt. Ein Theil der abgelösten Hautlappen, der Muskeln und Sehnen wurden alsbald durch das Messer entfernt, ein anderer Theil stiefs sich später noch gangränös ab. Der Brand verbreitete sich sekundär über den gröfsern Theil des Vorderarms und bis über das Ellenbogengelenk und zerstörte beträchtliche Parthien der Haut und Muskulatur. Erst nach 3 Jahren war die Wunde völlig zugeheilt, doch blieben die Finger etwas geschwollen und so wie das Ellenbogengelenk anchylotisch steif. In diesem Zustande blieb die Narbe 8 Jahre lang unverändert. Nach Ablauf dieser Zeit aber, also vor etwa 3 Jahren, bildete sich zuerst in der Nähe des Handgelenkes ein warzenartiger Knoten in der Narbe, der allmählig an Gröfse zunahm, während die Haut sich immer mehr verdünnte, endlich aufbrach und sich in ein fressendes, mit dünnen Krusten bedecktes Geschwür verwandelte. In der Nähe des ersten Knotens entstanden alsbald neue, welche denselben Verlauf wie der erste nahmen. So entwickelte sich im Verlaufe dieser 3 Jahre allmählig ein hökeriges, warziges, mit Krusten bedecktes Geschwür, welches sich nach und nach über die untere Hälfte des Vorderarms und des Handrückens verbreitete. Das Geschwür war anfangs wenig schmerzhaft, allmählig traten aber heftigere, den ganzen Arm einnehmende Schmerzen hinzu, welche seit diesem Frühjahre völlig unerträglich geworden sind.

Gegenwärtiger Zustand. — Zwei Drittheile des Vorderarms und des Handrückens sind von einem tiefen, sehr ungleichen Geschwüre bedeckt, der Rest von harten, knotigen, festaufsitzenden Narben, welche, allmählig in den normalen Zustand der Haut übergehend, sich bis über das Ellenbogengelenk erstrecken. Ein Theil des Geschwüres ist von Schorfen bedeckt, an einem andern findet man eine weifse, lockere, käsige Masse, welche tief zwischen die Vertiefungen der Geschwürsfläche eindringt. Wieder andere Stellen bieten eine röthliche, harte, knotige, wenig granulirende Fläche dar. Diese Stellen bluten bei leichter Berührung und von Zeit zu Zeit treten reichliche spontane Blutungen aus ihnen ein. Die Geschwürsabsonderung ist eine höchst übelriechende, dünne Jauche. An mehren Stellen, besonders aber in der Nähe des Handgelenkes, findet die Sonde den Knochen entblöfst und in eine sehr grofszellige, zerbrechliche Masse verwandelt. Ganz in der Nähe des Handgelenkes scheint der Knochen gänzlich geschwunden zu sein. Die Hand ist bedeutend ödematös angeschwollen, kühl, unbeweglich. Das Ellenbogengelenk ist vollkommen anchylotisch. Die Drüsen der Achselhöhle sind nicht geschwollen. Der Kranke fiebert kaum bemerklich, er ist nicht sehr abgemagert; Schlaf und Verdauung sind nicht gestört, so wenig als die Funktionen sämmtlicher innerer Eingeweide.

Diagnose. Nach den vorliegenden Erscheinungen wurde die Krankheit für krebsige Entartung einer alten Narbe erklärt, von der Form, wie sie zuerst von C. Hawkins (Lond. med. and chir. transact. Vol. 19) beschrieben worden ist.

Behandlung. Da die Verschwärung beständig um sich frifst, da keine Hoffnung besteht derselben Einhalt zu thun und dieselbe zu beschränken und da der Arm dem Kranken nur zur Last ist, so wird die Amputation, welche der Kranke lebhaft wünscht, beschlossen und vermittelst des Cirkelschnittes oberhalb der Narben über dem Ellenbogengelenke ausgeführt.

Die Operation selbst, so wie die Nachbehandlung, bieten keine bemerkenswerthen Momente dar. Die Vernarbung des Stumpfes erfolgt ohne Zwischenfall und der Kranke wird am 27. August entlassen.

Untersuchung des amputirten Gliedes.

Den Rücken der Hand und des Vorderarms, von den Fingern an, nimmt ein 22 Centimeter langes und in seiner gröfsten Breite 16 Centimeter breites Geschwür ein. An der Stelle seiner gröfsten Breite erstreckt es sich auch über die Volarfläche, so dafs nur an der Radialseite, in der Nähe des Handgelenkes, ein schmaler Streifen nicht geschwüriger Haut noch übrig ist. Die Oberfläche des Geschwürs ist im höchsten Grade ungleich, höckerig; die einzelnen Höcker sind von verschiedener Gröfse, von einem Zoll und mehr bis zu wenigen Linien im Durchmesser, flach rundlich, mit ihren Rändern in einander übergehend. Zwischen ihnen finden sich geschwürige Vertiefungen, in welchen die Sonde bis zu dem sehr aufgelockerten, nekrotischen Radius dringt. Ein Theil der Höcker ist mit dünnen, leicht aufsitzenden Krusten belegt, die meisten jedoch sind unbedeckt, verschieden rothgefärbt, theils blafsröthlich, theils dunkelpurpurroth, wie mit Blut durchdrungen. Auf der Oberfläche und zwischen den Wandungen dieser Geschwüre findet sich eine weifse, käsige Masse, welche sich leicht mit dem Messer abstreifen und aus den Vertiefungen herausdrücken läfst. Sie mischt sich mit Wasser zu einer milchigen Flüssigkeit. Nachdem diese käsige Masse durch Abspülen entfernt ist, erscheint die ganze Oberfläche des Geschwürs mit unzähligen fadenförmigen, kolbigen, spitzen Papillen, ähnlich den Zacken auf den spitzen Condylomen, besetzt. Ein Theil dieser Papillen, besonders auf dem Handrücken, hat eine Länge von mehren, bis zu 4‴. — Sie folgen der Geschwürsfläche in die einzelnen Vertiefungen bis gegen die cariöse Stelle des Knochens hin. Ihre Farbe wechselt von einem lichten Fleischroth bis zu einem dunkeln Purpurroth. In dem Umfange des Geschwüres ist die Haut zum Theil von den aus der Tiefe hervorgebrochenen Knoten wallförmig in die Höhe gehoben, theils gehen jene allmählig in die ursprüngliche Narbe über, deren Oberfläche bis gegen den Ellenbogen hin mit dicht gedrängten, schmutzig bräunlichen Schuppen, wie bei Ichthyosis, bedeckt ist. — An Durchschnitten, welche sowohl an der Dorsal- als der Palmar-Seite des Armes geführt werden, sieht man, dafs die Höcker theils aus leicht zerreifslichen, mattweifsen, theils aus einer festen, bläulichweifsen, elastischen, sehr gefäfs- und blutreichen Masse bestehen, die erstere bildet die oberflächliche Schichte, die letztere dringt in die Tiefe zwischen die Fascien und Sehnen, die sie sämmtlich umhüllt, unter einander und mit dem verdickten Periosteum verbindet. Das Fett- und Bindegewebe sind gänzlich verdrängt. Die Muskelfasern sind wohl noch erkennbar, sie sind aber sehr mager, blafs und überall von jenem festen, bläulichweifsen Gewebe umhüllt und so fest untereinander verbunden, dafs die einzelnen Muskelbäuche nur mit der gröfsten Mühe vermittelst des Messers von einander getrennt werden können. Hie und da finden sich zwischen den Muskeln Höhlen, welche mit einem engen Gange an der Geschwürsoberfläche münden, eine papilläre Oberfläche darbieten und mit einer halbflüssigen weifsen Masse gefüllt sind. In der Nähe des Handgelenks ist der Radius nekrotisch; die zum Theile gänzlich abgelösten Sequester sind grofszellig, leicht zerbrechlich. Gefäfse und Nerven bieten keine wesentliche Veränderung dar. Das Ellenbogengelenk ist fest anchylotisch durch Knochen verwachsen. Es ergiebt sich, dafs der Condylus internus abgebrochen war und ohne eingerichtet gewesen zu sein mit dem Schaft des Humerus verwachsen ist.

Nach der mikroscopischen Untersuchung besteht die weifse käsige Masse, welche die Geschwürsoberfläche überdeckt und die Höhlen ausfüllt, durchaus aus grofsen Zellen, welche vollkommen mit den Epidermalzellen übereinstimmen. Sie sind abgeplattet, von rundlich eckiger, rhomboidaler Gestalt, gröfser als Fettzellen. Alle haben sehr deutlich einen runden Kern. Sie verdünnen sich zwar etwas in Essigsäure, so dafs ihr Kern noch sichtbarer wird, lösen sich aber nicht, oder doch nur sehr langsam darin auf. Auch nach einer längern Aufbewahrung in Weingeist haben sich diese Zellen, wie eine spätere Untersuchung ergab, sehr wohl erhalten. Die Papillen bestehen ebenfalls durchaus aus Zellen, welche an der Oberfläche jener eine abgeplattete, im Innern eine mehr rhomboidale oder rundliche Gestalt haben. Zerfasert man eine Papille, so erscheinen an ihrem Rande eine Menge faserähnlicher Spitzen, welche von den halbgelösten, abgeplatteten Zellen gebildet sind. An den abgeplatteten Zellen ist der Kern, auch nach der Anwendung von Essigsäure, schwer erkennbar. An mehren Stellen reihen sich die abgeplatteten Zellen zu faserähnlichen Bildungen an einander, welche sich concentrisch an einander legen und Höhlen bilden, welche andere runde Kernzellen einschliefsen. Diese zellige Structur erstreckt sich in dem mittlern Theile der Geschwulst 1—2 Centimeter tief unter die Oberfläche und geht allmählich in eine feste, rein faserige Masse über. Der Knochen (Radius) ist in der Nähe der nekrotischen Stelle verdichtet, etwas verdickt, mit einem sehr festen Periosteum bedeckt, seine Markhöhle ausgefüllt. In einiger Entfernung von den Geschwüren ist die Markhöhle wieder normal vorhanden. Ein dünner Knochenschliff zeigt nur diejenigen Formelemente, wie bei andern verhärteten Knochen und keine fremdartigen Einlagerungen.

Es ist keinem Zweifel unterworfen, dafs die vorbeschriebene Krankheit uns ein Beispiel derjenigen Degeneration einer alten Narbe darbietet, welche C. Hawkins (Lond. med. and surg. transactions, Vol. XIX und Med. Gaz. 1841) unter dem Namen Warzengeschwülste in Narben, warty tumors in cicatrices, beschreibt und welche er für Cancer in der unvollkommenen Haut einer Narbe erklärt. Die Entstehung, der Verlauf und die Erscheinungen des Uebels stimmen vollkommen mit den in den angeführten Aufsätzen gelieferten Beispielen überein. Wie in diesen Beispielen, so entstanden auch bei unserm Kranken die warzigen Tumoren, die sich später in fressende, leicht blutende Geschwüre verwandelten, in alten Narben von Wunden, welche durch Quetschung, Zerreifsung u. s. w. entstanden waren. In den von C. Hawkins gelieferten Beispielen sind es Brandnarben, Narben von Schufsverletzungen, Narben, wie sie nach einer grausamen Peitschenstrafe zurückbleiben, oder, wie in der vorstehenden Krankengeschichte, durch Zerquetschungen in einem Maschinenwerke veranlafst; die Verwundungen und ihre Narben waren bald nur oberflächlich, in der Haut, bald tiefer bis zu den Knochen eindringend. Lange Jahre waren diese Narben unverändert geblieben, bis endlich, ohne neue äufsere Veranlassung und ohne dafs sich in dem Allgemeinbefinden ein Grund dafür auffinden liefse, die Degeneration mit der Entwicklung trockner, warzenartiger Tumoren in der Narbe begann. Bei Hawkins finden sich Fälle, in welchen die Narbe bis zu 11, 16, 19, 20 und 27 Jahren in unverändertem günstigem Zustande geblieben war, ehe sie zu entarten begann. Auch in dem vorliegenden Falle waren 8 Jahre vergangen, in welchen Nichts, weder in dem Zustande der Narbe und ihrer Umgebung, noch in dem Befinden des Kranken überhaupt, auf die bevorstehende, so bedeutende Entartung hinwies. Die Ursache derselben ist demnach auch nur in uns freilich unbekannten Eigenthümlichkeiten des Narbengewebes, vielleicht zum Theile auch in dem Einflusse des höhern Alters, unter dem so vielfach anfangs gutartige Neubildungen zuletzt degeneriren, zu suchen. Doch beziehen sich nicht alle, wenn auch die meisten der von Hawkins mitgetheilten Beispiele auf in Jahren sehr vorgerückte Personen, denn neben solchen, welche das 40. und 50. Jahr überschritten haben, finden sich auch einige, welche erst in der Mitte der 20 und 30 stehen. Wie in den von Hawkins gelieferten Beispielen, so war auch in unserm Falle die Geschwulst anfangs schmerzlos, erst später, nachdem sie schon seit einiger Zeit aufgebrochen war, wurde sie schmerzhaft und die Schmerzen steigerten sich nach und nach zu einem so unerträglichen Grade, dafs ihrethalber vorzugsweise der Kranke die Absetzung seines Gliedes dringend verlangte.

C. Hawkins rechnet in seinem ersten Aufsatze die von ihm sogenannten warzigen Narbentumoren, trotz ihrer Neigung um sich zu greifen, zu den nicht bösartigen Geschwülsten, weil sie das Allgemeinbefinden lange Zeit ziemlich ungestört lassen und es später nur durch Schmerz, Schlaflosigkeit und Säfteverlust angreifen, weil die benachbarten Drüsen sich nicht in sekundäre Krebsgeschwülste verwandeln, in den Eingeweiden sich keine sekundäre Knoten bilden und weil, wie ihn die Erfahrung belehrte, das Uebel nach vollständiger Exstirpation nicht recidivirt. In einem zweiten Aufsatze beschränkt jedoch C. Hawkins seine Ansicht dahin, dafs er die Warzentumoren zwar für meistens gutartig erklärt, jedoch hinzufügt, dafs sie zuweilen eine wirklich malignante Natur annähmen und dafs dann auch die benachbarten Drüsen nicht verschont blieben, jedenfalls aber seien sie der Regel nach weniger bösartig, als die meisten Hautkrebse. Die Warzentumoren auf Narben gehören offenbar, wie sich aus der genauern anatomischen und mikroscopischen Untersuchung ergab, zu den Entartungen, welche man neuerdings Epidermalkrebse genannt hat und wie sie genauer von Rokitansky, Lebert (physiol. Pathol. Vol. II), Bruch u. A. beschrieben worden sind. Sie reihen sich demnach den blumenkohlähnlichen, condylomatösen Wucherungen an, wie sie namentlich häufig an der Gränze der äufsern und der Schleimhaut vorkommen und welche gewöhnlich Haut- und Schleimhautkrebse genannt werden. Auch diese Geschwülste werden von den Pathologen bald zu den gutartigen (Albers, Lebert) gerechnet, weil ihnen die eigentlichen Elemente des Krebses fehlten, bald zu den bösartigen, den Krebsen (Rokitansky). Die Praktiker rechnen sie zu den Krebsen, gestehen ihnen aber eine günstigere Prognose zu, als den harten Drüsenkrebsen und den Medullarsarkomen. Offenbar ist, wie bei so vielen andern pathologischen Neubildungen, die Gränze zwischen gut- und bösartig auch hier nicht so scharf zu ziehen. Dieselben Geschwülste, welche während einer gewissen Periode ihres Bestandes keine Neigung zeigen sich sekundär auf andere Gebilde zu übertragen, welche während dieser Periode mit dauerndem Erfolge ausgerottet werden können, können diese günstigen Eigenschaften in einer spätern Zeit und unter ungünstigen äufsern Verhältnissen verlieren. Viele Epidermalkrebse, des Penis z. B., kehren allerdings nach einer Exstirpation nicht wieder, bei andern aber, die sich von jenen in keiner nachweisbaren Eigenschaft unterscheiden, bilden sich dagegen sekundäre Anschwellungen der Leistendrüsen, oder Retroperitonealgeschwülste, welche von sekundären weichen Krebsen nicht unterschieden werden können und welche wie diese den Tod des Kranken veranlassen. Es ist mit Sicherheit anzunehmen, dafs sich die Epidermalkrebse der Narben ganz analog wie die nahe verwandten Epidermalkrebse auf nicht vernarbten Hautstellen verhalten werden, daher meistens eine günstige Prognose gestatten, zuweilen aber auch, trotz vollständiger Exstirpation, ein Recidiv bilden. In dem vorliegenden Falle läfst sich ein dauernd günstiger Ausgang für den Kranken erwarten, weil Nichts, keine Anschwellung der Drüsen, kein Fieber, keine Störung der Eingeweide auf eine allgemeine Verbreitung des Uebels zu schliefsen berechtigt.

Die vorstehende anatomische Untersuchung hat eine doppelte Schichte von Neubildungen nachgewiesen, die oberflächliche aus Zellen, die tiefere aus Fasern bestehend. Beide gehören wohl nicht derselben Entartung an, sondern diese, die Fasern, sind die Reste der bis auf den Knochen dringenden Narbe, welche sich nach der ursprünglichen Verletzung gebildet hatte, jene, die Zellen dagegen, gehören dem Epidermalkrebse an.

Von Rayer (maladies de la peau) werden die blumenkohlähnlichen Wucherungen des Warzenkrebses von Narben für Hypertrophien des Papillarkörpers der Haut erklärt, nach Analogie der ähnlichen Wucherungen, welche man bei andern Epidermalkrebsen der unvernarbten Haut, z. B. bei dem Krebse des Penis und der Unterlippe, findet und welche man ebenfalls (cfr. Ecker, Roser u. Wunderlich Arch. 1844) für hypertrophische Wucherungen des Papillarkörpers zu erklären pflegt. Dieser Annahme steht jedoch entgegen, dafs bei so tief greifenden Narben, wie sie unser Fall namentlich darbietet, der Papillarkörper jedenfalls zerstört sein mufste, dafs diese Papillen nicht blofs an der Oberfläche erscheinen, sondern auch allen Sinuositäten des Geschwüres bis in die Nähe des Knochens folgen, dafs endlich in ihrer Zusammensetzung die Formelemente vermifst werden, welche zur normalen Struktur der Hautpapillen gehören. Sollten diese papillösen Excrescenzen also wirklich Hypertrophien des Papillarkörpers sein, so müfste sich dieser nach und nach in der langen Zeit, seit welcher die Narbe bestand, regenerirt haben. Auch Bruch bemerkt, dafs die normale Cutis und Epidermis sich zuweilen über die Geschwülste mit Epidermalbildungen forterstrecke, oder sich doch eine Strecke weit über dieselben herüberlege. Er spricht demnach für diese Wucherungen eine gewisse Selbstständigkeit und Unabhängigkeit von dem Papillarkörper der Cutis an. Der vorstehende Fall bestätigt diese Ansicht, indem der Papillarkörper jedenfalls durch die tiefgreifende Zerstörung und Vernarbung zerstört sein mufste, er belegt ferner, dafs diese Bildungen nicht blofs an den Lippen vorkommen, wie Ecker annahm.

W.

III.

Bruch des horinzontalen Astes des Schaambeines; Ruptur der Blase; Extravasation von Urin in die Bauchhöhle; Tod.

(Krankengeschichte aufgenommen von Herrn Weber aus Giefsen.)

Heinrich Maler, 51 Jahr alt, Maurer von Bersrod, legte sich am 4. August, nachdem er kurz zuvor seine Blase entleert hatte, auf einem Heuhaufen, welcher sich im Dachgebälke einer Scheuer befand, am Abende zur Ruhe, stürzte aber schon nach einer halben Stunde im Schlafe durch ein nicht bemerktes Loch aus der Höhe auf den Boden herab. Der am andern Morgen herbeigerufene Arzt legte wegen Klage über heftigen Leibschmerz und Unmöglichkeit zu uriniren den Katheter an, vermochte aber nur nach langem Bemühen und tröpfelnd etwa $^1/_4$ Schoppen trüben blutigen Urins zu entleeren. Am Mittage dieses Tages kam Patient in hiesige Anstalt.

Erscheinungen. Die Stirnhaut und das obere Augenlid der linken Seite mit Blut unterlaufen; der linke Vorderarm gegen das Handgelenk hin stark geschwollen, bei damit vorgenommenen Bewegungen äufserst schmerzhaft; Vermuthung einer Fraktur des Radius, die jedoch nicht direkt nachweisbar ist; Contusion und Schmerzhaftigkeit in der linken Hüft- und Gesäfsgegend; Blutunterlaufung an der innern Fläche des rechten und der äufseren Fläche des linken Kniees. Das linke Bein kann nicht frei bewegt, die Ferse nicht vom Bette entfernt werden. Alle diese Erscheinungen werden in den Hintergrund gedrängt durch die Klagen des Kranken über einen äufserst heftigen brennenden und reifsenden Schmerz in der Blasengegend, welcher von hier aus über den ganzen Unterleib ausstrahlt; dabei ist der Leib aufgetrieben, heifs und gegen selbst mäfsigen Druck sehr empfindlich. Der wegen Unvermögens zu uriniren applicirte Katheter entleert auch diesesmal etwa nur $^1/_4$ Schoppen blutigen Urins. Puls 120 Schläge in der Minute, klein, unregelmäfsig; heftiger Durst.

Behandlung. Aderlafs von 16 Unzen. Fomentationen aus Cicuta auf den Leib; Klystier; alle drei Stunden Application des Katheters..

6. August. Die Schmerzen haben ununterbrochen mit derselben Heftigkeit angedauert; der Bauch, namentlich die Unterbauchgegend ist noch mehr aufgetrieben, bei der Percussion matt klingend, Puls wie gestern, Durst kaum stillbar. Die sorgfältigste Untersuchung der Rückenwirbel und des Beckens lassen keine Fraktur wahrnehmen. Beim Katheterismus entleerte sich, wie gestern, $^1/_2$ Schoppen blutigen Urins; plötzlich aber, nach einer leichten Bewegung mit dem Katheter, drang fast klarer Urin im Strahle hervor, und es wurde nun wohl noch über eine Maafs nicht blutigen Urins entleert; dabei fiel der Bauch beträchtlich zusammen und der matte

Ton verschwand; der Unterleibsschmerz dauerte hingegen in gleicher Stärke fort.

Behandlung. 20 Blutigel auf die Bauchdecken, im Uebrigen wie gestern.

7. August. Schmerz, Durst und Fieber wie gestern, Zunge stets rein. Der heute reichlicher fliefsende Urin hat eine molkige Beschaffenheit und enthält kleine Pfröpfe, die sich unter dem Mikroscop als Eiterkugeln erweisen.

Behandlung. Aderlafs von 12 Unzen, Einlegen eines elastischen Katheters, sonst wie gestern. Gegen Abend rasches Sinken der Kräfte, reichliche kalte Schweifse, Kälte der Glieder und Stirne, Schmerz in der rechten Brust und im rechten Schenkel, grofse Mattigkeit, die Empfindlichkeit des Leibes jedoch geringer.

Gegen 8 Uhr: Kälte des ganzen Körpers, kaum fühlbarer Puls, so dafs eine baldige Auflösung vermuthet wurde.

Behandlung. Kampher, Wein, aromatische Aufschläge auf den Unterleib.

8. August. Patient hat sich rasch wieder gehoben; Puls wieder kräftiger; der qualvolle Schmerz im Unterleibe ist sehr erträglich geworden; der Urin nicht mehr blutig. Der Kampher wird zurückgezogen, der eingeführte Katheter liegen gelassen.

9. August. Heute Nacht war, wenn auch nur kurz, Schlaf eingetreten; der Schmerz beim Drucke auf die Bauchdecken bis zu blofser Empfindlichkeit gemindert, Puls 100 Schläge in der Minute. Der Katheter belästigt sehr und wird darum entfernt. Die Besserung des Kranken ist so entschieden, dafs man der Hoffnung Raum giebt, ihn zu retten.

In der Behandlung nichts Neues. Am Nachmittag wurde nach dem Arzt gerufen. Bei einer starken seitlichen Drehung des Körpers, um ein neben dem Bette stehendes Glas zu ergreifen, empfand Patient plötzlich einen äufserst heftigen Schmerz im Leibe, begleitet von einem freiwillig aus der Harnröhre sich entleerenden kräftigen Urinstrahle. Trotz der Anlegung des Katheters, der Anwendung äufserlicher und innerer schmerzstillender Mittel dauerte der Schmerz fast in demselben Grade ununterbrochen fort.

10. August. Die Nacht schlaflos, der vom Unterleibe ausstrahlende Schmerz dauert in seiner gestrigen Stärke fort. Bei Untersuchung des Rückens zeigt sich die linke Glutäalgegend geschwollen, ödematös glänzend. Die Entleerung eines trüben eiterigen Urins gelingt nur durch Hin- und Herwenden des Katheters, seine Spitze ist nicht frei beweglich, sondern scheint von allen Seiten festgehalten, auch gewahrte man bei Einführung des Instrumentes, dafs der Urin erst dann zu fliefsen begann, nachdem man mit der Spitze durch starkes Senken des Griffs über eine Art Brücke weggeglitten war. Puls 130 Schläge, Durst unlöschbar. Der Leib stark aufgetrieben, für Berührung äufserst empfindlich. Bei einer Einführung des Katheters am Abende drang, während dieser selbst nur wenig Urin entleerte, neben demselben ein sehr kräftiger Urinstrahl mehre Sekunden lang hervor. Kräfte und Puls sinken rasch, der Kranke verfällt in eine agonische Betäubung und klagt nur noch beim Anreden über Schmerz. Des andern Morgens früh erfolgte der Tod.

Ergebnifs der Leicheneröffnung 20 Stunden nach dem Tode : Die Untersuchung der Schädel- und Brusthöhle bieten nichts Erwähnenswerthes. Beim Einschneiden der gespannten Bauchdecken dicht unterhalb des Schwertfortsatzes entleert sich etwas trübes Serum. Bei Verlängerung dieses Einstichs nach unten treten Darmgase aus und es zeigt sich, dafs eine mit den Bauchdecken verwachsene Schlinge des Ileums angeschnitten ist. Sämmtliche Theile des Dünndarmes sind durch Luft und dünnen Koth fast sum Doppelten ihres Volums ausgedehnt, stark injicirt und an allen Punkten sowohl unter sich als mit den Bauchdecken und Baucheingeweiden durch noch leicht trennbare, gelbliche, geronnene Exsudate verwachsen. Der Quergrimmdarm ist besonders stark injicirt, zusammengezogen, das S. Romanum dagegen wieder sehr ausgedehnt, mit harten Kothmassen überfüllt. Das Netz ist gegen den Magen gedrängt, zu einem Klumpen verwachsen. Zwischen den Verwachsungen des Darmes befinden sich hier und da Höhlen, die mit einer gelblich eitrigen Flüssigkeit gefüllt sind. Nach Wegnahme der Gedärme findet sich die Harnblase bis zum Umfange einer starken Birne zusammengezogen; in ihrer hintern, vom Bauchfelle überzogenen Wandung, etwa auf der Grenzlinie zwischen ihrem Scheitel und Körper, zeigt sich eine zolllange, querlaufende, klaffende Oeffnung, welche in die Blase führt. Die Ränder dieser Oeffnung waren etwas blutig infiltrirt, durch in sie abgelagerte Exsudate aber in der Art abgerundet, dafs man nur noch an der Trennung des Bauchfellüberzuges die ehemals gefranzte Beschaffenheit derselben erkennen konnte. Führte man den Katheter von der Harnröhre aus ein, so gelangte man fast unwillkührlich mit seiner Spitze in die Bauchhöhle und hatte, indem man mit dem Schnabel des Instrumentes über den untern Rand des Blasenrisses glitt, ganz jene Empfindung eines brückenförmigen Hindernisses, welches schon im Leben bemerkt worden war. Die übrigen Unterleibsorgane, Milz, Leber, Nieren, zeigen nichts Krankhaftes. Der linke Horizontalast des Schaambeines ist fracturirt, die Fragmente sind jedoch nicht dislocirt. Auch die untere Extremität des Radius linkerseits ist in mehre nicht bewegliche Stücke gebrochen.

Wir reihen nun diesem, in mehrfacher Hinsicht interessanten Falle noch folgende Reflexionen an: Der Umstand, dafs der Verunglückte erst ½ Stunde vor dem Herabstürzen seine Blase entleert, auch an jenem Abende keine geistigen, die Harnsecretion antreibenden Getränke zu sich genommen hatte, beweist gegen die gewöhnliche Annahme, dafs eine Ruptura vesicae, auch bei nicht gefüllter Blase, als directe Folge einer heftigen Erschütterung zu Stande kommen kann. Der Einwurf, dafs die nur birngrofs gefundene Blase auch im Leben geringe Kapacität gehabt haben möchte und während der Katastrophe wieder habe gefüllt sein können, ist darum nicht statthaft, weil nach des Kranken Aussage das Bedürfnifs zu uriniren nicht ungewöhnlich häufig bei ihm eintrat und andernteils eine zusammengezogene Blase nach Ruptura vesicae zum gewöhnlichen Befunde gehört. Die wichtigste Folgerung aber, welche aus obigem Falle sich ziehen läfst, ist die, dafs Heilung von Blasenrupturen von nicht allzu beträchtlichem Umfange nicht, wie dies bisher allgemein geschah, zu den Unmöglichkeiten zu rechnen sein möchte, selbst wenn die Zerreifsung an dem vom Bauchfelle überzogenen Blasentheile ihren Sitz hat. Die Unmöglichkeit zu uriniren hatte darin ihren Grund, dafs bei Zusammenziehungen der Blase der Urin weit mehr Neigung hatte, durch die weite Ruptur, als durch die engere Urethralmündung zu entweichen; nur wenn bei starkem Drängen sich zufällig etwa eine Darmschlinge genau vor jene gelagert hatte, war der Kranke im Stande, den Urin einige Augenblicke in kräftigem Strahle zu entleeren. Während sich auf diese Weise immer mehr und mehr Urin in der Bauchhöhle ansammelte, fand der Katheter die Blase selbst fast leer, und erst als jener glücklich durch die Ruptur in erstere gelangte, entleerte sich die bedeutende Menge des daselbst angesammelten Urins. Mit der Entleerung dieses Urins, dem Liegenlassen des Katheters und in Folge einer sehr energischen Antiphlogose, auf deren Rechnung wohl hauptsächlich der bedenkliche Collapsus am Abende des 7. August zu setzen ist, sehen wir nun am 8. August die Peritonitis an Intensität beträchtlich abnehmen und das ganze Befinden so rasch und sichtlich sich bessern, dafs man bereits den besten Hoffnungen Raum gab und den Kranken zu retten dachte. Aber nicht allein durch diese Besserung, sondern durch den ganz plötzlich wieder eintretenden Schmerz bei einer Verdrehung des Körpers wird es bewiesen, dafs die Communication der Blase mit der Bauchhöhle eine Zeit lang, (vielleicht durch Aufkleben einer Darmschlinge durch jenes reichliche plastische Exsudat) aufgehoben und durch jene unvorsichtige Bewegung wieder eröffnet worden war.

Chaldecott erzählt einen angeblichen Fall von Blasenzerreifsung, wo nach bereits erfolgter Verheilung mehre Tage später durch Drängen zum Uriniren Wiederzerreifsung der Blasenwunde und neue Peritonitis unter ganz ähnlichen Erscheinungen, wie in obigem Falle, aber auch zum zweiten Male Heilung eingetreten sein soll. Eine gewisse Analogie dieses Falles mit dem unsrigen zerstreut für uns die Zweifel, welche Andere über die Glaubwürdigkeit desselben hegen mögen.

Was die Behandlung der mit der Bauchhöhle communicirenden Blasenrupturen betrifft, so dürfte eine fast aufrecht sitzende Lagerung des Kranken und ein so eingelegter Katheter, dafs sein Auge gerade in der Mündung der Harnröhre steht, von Wichtigkeit sein; denn da sämmtliche vom Bauchfelle überzogene Theile der Blase höher stehen, als die Mündungen der Ureteren und Urethra, so möchte wohl, wo die Zerreifsung nicht allzu beträchtlich ist, mit Hülfe der obigen Vorsicht und strenger Antiphlogose dieses für hoffnungslos erachtete Uebel zu heilen sein, zumal wenn man bedenkt, dafs die Natur selbst durch bedeutende Zusammenziehung der Blase auch die Wunde eben so sehr verkleinert und zur Verschliessung geschickt macht. **S.**

IV.

Hydrocele processus peritonealis aperta. Subcutane Spaltung des Processus peritonealis; Heilung.

(Krankengeschichte aufgenommen von Herrn Trapp aus Friedberg.)

J. Pl., 32 Jahre alt, Schlosser aus R., welcher als Militär in seinem 20. und 23. Jahre zweimal an Blennorrhoea urethrae erkrankt, sonst aber, seiner Versicherung nach, stets gesund war, bemerkte vor fünf Jahren eine schmerzlose Geschwulst im obern Theile des Hodensackes, welche im Laufe der Zeit völlig unverändert blieb und sich jetzt folgendermafsen verhält.

Ueber dem Hoden, der sich vollkommen frei umgreifen läfst, besteht eine nicht sehr gespannte, ovale, nach oben etwas zugespitzte, hell durchscheinende Geschwulst von wechselnder Gröfse. Sie reicht, wenn sie ihre vollkommene Ausdehnung besitzt, von der Spitze des Hodens, von dem sie jedoch durch eine auch von aufsen an dem Hodensacke erkennbare seichte Furche getrennt ist, bis zu dem äufsern Leistenringe, der Leistenkanal ist leer. Vermittelst eines Querdruckes kann die Geschwulst von dem Leistenringe so abgedrängt werden, dafs nur die Gefäfse des Saamenstranges zwischen den Fingern bleiben. Vollkommen gefüllt hat die Geschwulst die Gröfse eines Taubeneies; sie verkleinert sich langsam bei anhaltendem Drucke und bei horizontaler Lage, etwas rascher, wenn sie dabei in die Richtung des Leistenkanals gebracht wird; sie verschwindet daher während der Nachtruhe völlig und stellt sich, wenn der Kranke sich aus dem Bette erhoben hat, erst binnen 2—3 Stunden zu ihrer vollen Gröfse wieder her. Ein kräftiger Druck auf die Mitte der Geschwulst plattet sie ab und ein abwechselndes Zusammenpressen der beiden Abtheilungen läfst deutlich das Durchdrängen eines Flüssigkeitsstrahles erkennen. Die Saamengefäfse liegen an der hintern Seite der Geschwulst, sie sind, so wie auch der Hoden, von normaler Beschaffenheit.

Nach dem Vorstehenden unterliegt es keinem Zweifel, dafs die Krankheit eine Hydrocele des Processus peritonealis war, welche nur nach unten, dicht über dem Hoden, verwachsen, nach oben aber mit der Bauchhöhle noch durch einen sehr engen Kanal in Verbindung stand, so dafs das Wasser nur sehr allmählig in diese austreten konnte, Eingeweide aber nicht aus ihr heraus sich in den Wassersack zu senken vermochten.

Die Operation wurde am 8. November in folgender Weise ausgeführt: Nachdem man den Kranken mehre Stunden hatte herumgehen lassen, damit die Geschwulst recht prall angefüllt sei, wurde zur Unterbrechung jeder offenen Verbindung mit der Bauchhöhle ein genau schliefsendes Patentbruchband angelegt und aufserdem ein Heftpflasterstreifen dicht über der Spitze der möglichst herabgedrängten Ansammlung cirkelförmig um die Hälfte des Hodensacks herumgeführt und fest angezogen. Das Tenotôme caché von Belmas wurde sodann an dem Grunde der Geschwulst eingestochen und mit gedeckter Spitze in dem Zellgewebe bis zu dem obern Ende des Sackes hinaufgeschoben, die Schneide entblöst und die vordere Wand des Sackes in möglichst grofser Ausdehnung eingeschnitten. Die kleine Stichwunde, aus der weder Wasser noch Blut drang, wurde alsbald durch Heftpflaster geschlossen und, ohne das Wasser aus dem Sacke herauszudrängen, vermittelst Heftpflaster ein Suspensorium gebildet. Die Operation war kaum schmerzhaft gewesen. Dem Kranken wurde aufgegeben in horizontaler Lage, mit gut unterstütztem Hodensacke sich ruhig zu Bett zu verhalten.

Der Erfolg der Operation war ein sehr günstiger. Die entzündliche Reaktion blieb so geringfügig, dafs der Kranke, weder unmittelbar nach der Operation, noch in den nächsten Tagen sich über den geringsten Schmerz weder in dem Hodensacke, noch in dem Unterleibe beklagte. Der Hodensack war am nächsten Tage nach der Operation etwas, jedoch nicht sehr bedeutend ödematös angeschwollen. Der Scheidenfortsatz hatte sich völlig entleert, sein Inhalt schien gänzlich in das Zellgewebe des Scrotums ausgetreten zu sein. Da das Bruchband den Kranken etwas belästigte, so wurde es entfernt, der Cirkelheftpflasterstreifen dagegen, der den Scheidenfortsatz gegen die Bauchhöhle abzuschliefsen bestimmt war, fester angezogen und der Verband erneut. — Am zweiten Tage war das Oedem des Scrotums schon beträchtlich vermindert, die Stichöffnung völlig geschlossen. Es werden, um die Resorption des Wassers zu begünstigen, Umschläge von lauem Bleiwasser mit Zusatz von etwas Branntwein gemacht. — Am dritten Tage erschien eine sehr unbeträchtliche Ecchymose an dem untern Ende des Scrotum. Die Umschläge werden fortgesetzt, das Cirkelpflaster entfernt. Das Wasser war nun beinahe vollkommen resorbirt, ohne dafs sich eine neue Ansammlung in dem Peritonealfortsatze gebildet hätte. Der Kranke wird, lediglich zu dem Zwecke, um den Erfolg der Operation sicher zu constatiren, noch einige Tage im Hospitale zurückgehalten und dann, als nichts denselben bezweifeln liefs, entlassen.—

Der vorstehende Fall bietet ein Beispiel des eben nicht seltenen Offenbleibens des Processus peritonealis bis in ein vorgerücktes Alter und der Entstehung einer sogenannten Hydrocele congenita bei einem Erwachsenen. Es scheinen mir diese Fälle, und die Entstehung bei noch ältern Subjekten (Loder bei einem Vierzigjährigen) den unzweideutigen Beweis zu liefern, dafs das Wasser, welches den Processus peritonealis ausdehnt, in diesem selbst und namentlich in seinem abhängigsten Theile ausgeschieden worden und nicht aus der Unterleibshöhle herabgesickert ist. Wenn auch bei Hydrops ascites der offengebliebene Peritonealfortsatz gleichfalls Wasser aufnehmen kann, so war doch in dem vorliegenden Falle, so wie in vielen Andern, kein Grund, anzunehmen, dafs die Peritonealhöhle einen Tropfen Wasser mehr abgesondert hätte, als in ihrem normalen Zustande. Da aber die Peritonealhöhle kein Wasser enthielt, so konnte auch aus ihr keins in den Peritonealfortsatz des Saamenstranges herabtröpfeln. Aufserdem müfste, wenn die Peritonealfläche der Unterleibshöhle die Quelle der Wasserabscheidung wäre, erwartet werden, dafs der obere, in dem Leistenkanale liegende Theil des Scheidenfortsatzes sich alsbald mit Wasser angefüllt hätte, sobald der untere, aufserhalb des äufsern Leistenringes durch Cirkelpflaster, oder eine Operation abgeschlossen war. Es war dieses jedoch nicht der Fall. Wenn man aber annehmen wollte, dafs auch bei normalem Zustande des Bauchfells hinreichend Wasser ausgeschieden würde, um den Processus peritonealis zu füllen, so darf man billig fragen, warum die Anfüllung desselben nicht schon weit früher, da er jedenfalls von Jugend auf offen war, stattfand. Nach den Untersuchungen von Schreger, Langenbeck, Camper ist der Processus peritonealis bei der gröfsern Zahl Erwachsener seiner ganzen Länge nach, oder doch theilweise noch offen, die Hydrocele congenita müfste demnach eine sehr gemeine Krankheit sein, wenn der Processus peritonealis auch bei normalem Zustande der Sekretionen des Bauchfells sich wassersüchtig anfüllen könnte. Bekanntlich aber ist sie, wenigstens bei Erwachsenen, ziemlich selten. Auch bei unbedeutenderen Graden des Ascites füllt sich der Processus peritonealis nicht alsbald, indem sich die anfangs kleinen Quantitäten Wasser zuerst in der Vertiefung des kleinen Beckens ansammeln. — Wir werden daher nothwendig darauf hingewiesen, die Quelle der Wasseransammlung in dem Processus peritonealis selbst zu suchen, dessen seröse Oberfläche aus irgend einer Ursache zu einer reichlichern Abscheidung veranlaſst wird. Vielleicht gaben in dem vorstehenden Falle die wiederholten Urethralblennorrhöen die Veranlassung. Wenigstens kann, da die Wasseranhäufungen in dem Saamenstrange sich oft sehr langsam und ohne unangenehme Empfindungen für den Kranken ausbilden, nicht als Gegengrund angeführt werden, daſs die Hydrocele erst 3 Jahre nach der letzten Blennorhöe bemerkt wurde. Die ersten Anfänge können leicht von dem Kranken übersehen worden sein.

An die Entscheidung, welches die Erzeugungsstelle des Wassers sei, knüpft sich aber eine wichtige praktische Frage, nämlich ob es genügt, nachdem das Wasser in die Bauchhöhle gedrängt ist, die Leistenöffnung dauernd geschlossen zu halten, um auch die Wiederansammlung zu hindern, wie diejenigen annehmen werden, welche das Peritoneum als die Stelle bezeichnen, von der das Wasser abgeschieden wird, oder ob es vielmehr zur sichern Heilung nothwendig ist, den ganzen Peritonealfortsatz zu schlieſsen, oder doch die Thätigkeit seiner absondernden Oberfläche umzustimmen. Die erstere Ansicht wurde zuerst von Viguerin aufgestellt und es ist nicht zu leugnen, daſs die praktische Verfolgung derselben viele glückliche Erfolge, jedoch gröſstentheils nur bei den Hydrocelen von Kindern zählt. Es ist indeſs bekannt, daſs die Hydrocele congenita bei Kindern überhaupt sehr leicht und nicht selten ganz von selbst heilt; daſs vielfach sehr unbedeutende Hülfsmittel genügten, schwache salinische und weingeistige Umschläge, zufällige Irritationen benachbarter Organe, zufällige Hodenentzündungen, oberflächliche Excoriationen des Hodensacks durch Vesicatore, oder nur durch das Scheuern der Kleidungsstücke. Es ist daher leicht denkbar, daſs auch die Irritation, welche durch den Druck eines starken Bruchbandes erregt wird, genügen kann, um denselben Erfolg zu erzielen. Dagegen hat man auch Bruchbänder

Monate lang ohne allen Erfolg tragen lassen und Desault (chir. Nachl. IV) bemerkt ausdrücklich, dafs ihn die Methode Viguerin's häufig im Stiche gelassen habe. Es ist von ihr überhaupt wohl bei veralteten Hydrocelen des Saamenstrangs Erwachsener wenig zu erwarten. Unter diesen Verhältnissen ist es nicht zu verwundern, dafs man sich vielfach um wirksamere Methoden bemüht hat. Die operative Chirurgie kennt eine grofse Zahl von Methoden, um die wassersüchtigen Scheidenhäute des Hodens und Saamenstrangs zu schliefsen, oder um doch die Thätigkeit der absondernden Oberflächen derselben so umzustimmen, dafs es zu keiner Wasseranhäufung kömmt. Die Anwendung der gröfsern Zahl dieser Methoden auf die Hydrocele processus peritonealis aperta findet jedoch in der unmittelbaren und offenen Verbindung mit der Bauchhöhle und den Eingeweiden sein grofses Bedenken. Auch die gröfste Vorsicht bei der Ausführung einer Injection, um den Eintritt der Injectionsmasse in die Bauchhöhle zu hindern, kann die Befürchtung nicht abwenden, dafs nicht doch einmal, durch irgend einen Zufall, eine Unachtsamkeit des Gehülfen, eine plötzliche Bewegung des Kranken, ein Theil der Einspritzung in die Unterleibshöhle gelange. Gerade die Vorsicht, welcher alle Wundärzte sich bedienten, um die mildesten Injectionsmassen zu wählen und um die Bauchhöhle auf die sicherste Weise geschlossen zu halten, beweisen, wie naheliegend jene Gefahr von allen erkannt worden ist. Und in der That mangeln die Beispiele unglücklicher Erfolge nach Injectionen bei dieser Form der Hydrocele nicht (cfr. Dupuytren, leçons orales, T. IV), was um so bedauerlicher ist, als die Hydrocele nie eine gefährliche und kaum nur je eine beschwerliche Krankheit ist. Will man aber, trotz dieser Bedenken, bei dieser Form der Hydrocele eine Injection versuchen, so halte ich die Abschliefsung des obern Theils des Processus peritonealis durch ein fest angezogenes Cirkelpflaster, oder selbst durch ein festgeknüpftes Band, jedenfalls für sicherer, als den Druck auf den Leistenring vermittelst eines Bruchbandes, oder die Finger des Gehülfen.

Der andere Versuch, durch die Wahl eines bestimmten Injectionsmittels die Gefahr der Peritonitis abzuwenden, unterliegt ähnlichen Bedenken. Der Zweck der Heilung erfordert immer, durch die Injectionsmasse Entzündung zu erregen; je sicherer dieser Zweck erreicht wird, desto gröfser ist auch die Gefahr, dafs sich die Entzündung auf die Peritonealfläche verbreiten könne, und will man durch die Wahl eines möglichst milden Injectionsmittels diese Gefahr vermindern, so fällt man auf der andern Seite in den Nachtheil, den Erfolg der Injection nicht gesichert zu sehen. — So giebt das mehrmalige Lufteinblasen nach Gimbernat (Beddoes und Watt's Betrachtungen über den Gebrauch künstlicher Luftarten) und Schreger nur sehr unsichere Resultate. Die Behauptung Velpeau's aber (recherches anatomiques, physiologiques et pathologiques sur les cavités clos), dafs die Injectionen mit verdünnter Jodtinktur, oder mit wässriger Jodlösung, immer nur plastische, nie purulente Ausschwitzungen hervorriefen und dafs die durch dieses Mittel angeregte Entzündung nie Neigung zeige, sich über die unmittelbar berührte Fläche auszubreiten, ist durch zu viele entgegenstehende Beobachtungen widerlegt, als dafs man ihr noch den geringsten Werth beilegen könnte. Gegen alle Methoden der Injection läfst sich aber in Bezug auf die Hydrocelen des Saamenstranges noch einwenden, dafs sie bei diesen schwierig ausführbar sind, weil die geringe Räumlichkeit der Wasserhöhle ein tiefes Einstofsen des Troisquarts nicht gestattet, es defshalb aber noch mehr, als bei der Hydrocele der Tunica vaginalis testis zu befürchten ist, dafs die Injectionsflüssigkeit, statt in die seröse Höhle, in das Zellgewebe eingetrieben werde.

Die verschiedenen Methoden, gleichwie bei der Hydrocele der Tunica vaginalis testis, das Wasser durch Punction, Incision oder Haarseil zu entleeren, unterliegen dem gleichen Anstande wie die Injection, dafs die Entzündung sich leicht zu hoch steigert, in Eiterung übergeht oder auf das Bauchfell übergreift, und dafs demnach die Gefahr, welche mit ihnen verbunden ist, nicht im Verhältnifs zu der Geringfügigkeit des Uebels steht. — Die mildeste Methode unter denselben, nach

Curling (practical treatise on the diseases of the testis), die seröse Höhle wiederholt mit einer Staarnadel anzustechen, scheint zwar mit keiner nennenswerthen Gefahr verbunden zu sein, aber auch, wie Curling selbst angiebt, bei ältern Kindern und Erwachsenen sehr wenig Sicherheit des Erfolges zu gewähren. Mit der ausgedehnten Incision, oder Excision, vermehrt sich zwar die Sicherheit des Erfolges, zugleich steigert sich aber die Gefahr. Dupuytren, welcher die Incision der Injection als weniger gefährlich vorzieht, führt doch selbst Fälle mit tödtlichem Ausgange an.

Wenn sonach den bisherigen Erfahrungen zufolge die Behandlung der Hydrocele des Processus peritonealis aperta noch keineswegs eine wünschenswerthe Ausbildung erreicht hat, so ist es Pflicht, fortwährend nach Methoden zu suchen, welche eben sowohl leicht ausführbar sind, als auch sichern Erfolg versprechen und den Kranken nicht in eine Gefahr versetzen, welche nicht im Verhältnifs zu der Geringfügigkeit des Uebels steht. Die constante Erfahrung, dafs subcutane Wunden nur äufserst geringfügige Reaktion hervorrufen, dafs die Entzündung bei ihnen fast niemals sich weit auszubreiten strebt, oder in Eiterung übergeht, dafs sie vielmehr die gröfste Neigung zeigt, mit plastischer Ausschwitzung zu enden, mufs zur Anwendung subcutaner Schnitte gerade bei dieser Form der Hydrocele auffordern, bei welcher die Sicherung plastischer Verschliefsung des Sackes und die Vermeidung der Ausbreitung der Entzündung über das benachbarte Bauchfell, sowie des Ueberganges in Eiterung, gleich wünschenswerth sind. — Zur Unterstützung treten die Erfahrungen über die Heilungen nach zufälligen subcutanen Rupturen der Scheidenhaut hinzu. Sie beweisen, dafs es zur Sicherung des Erfolgs nicht absolut erforderlich ist, dafs das Serum nach Aufsen entleert werde, dafs die Heilung vielmehr ebenfalls erlangt wird, wenn es in das lockere Zellgewebe des Scrotums sich infiltrirt. Dieses Zellgewebe ist zur Aufnahme sehr beträchtlicher Quantitäten Wasser, viel bedeutenderer, als sie bei einer Hydrocele des Processus peritonealis jemals vorkommen, ausserordentlich geeignet. (Ausnahmsfälle wie bei Pott, dafs der Bauchfellfortsatz 12 Pfund Wasser enthielt, kommen als gröfseste Seltenheiten nicht in Betracht.) Einzelne Erfahrungen (Lewis, Hufeland Journal Bd. LXXXVI; Noulet, Hamburger Zeitschrift Bd. IX) beweisen, dafs nach zufälligen Rupturen der Scheidenhaut bei Hydrocele selbst die Haut des Penis und der Unterbauchgegend ohne Nachtheil infiltrirt werden können. Da das ausgetretene Wasser durchaus milde ist, so bleibt es für die infiltrirten Zellräume ohne Nachtheil und wird äufserst rasch resorbirt.

Auf diese Voraussetzungen und Erfahrungen stützt sich die von mir in dem oben beschriebenen Falle ausgeführte Operationsmethode, deren Resultat den Voraussetzungen vollkommen entsprach. Die Wasseranhäufung wurde vollständig beseitigt, die Höhle des Processus peritonealis geschlossen, ohne dafs eine lebhafte Entzündungsreaktion dem Kranken Beschwerden oder gar Gefahr bereitete. — Mit wohlbedachter Absicht wurde nichts gethan, um den Austritt des Wassers durch die Stichöffnung zu erzwingen, oder nur um den Ergufs desselben in das Zellgewebe des Hodensacks zu fördern. Ersteres lag gänzlich aufser Berechnung und auch von letzterem fürchteten wir, dafs eine zu plötzliche Entleerung der serösen Höhle, vielleicht nur erneuten Ergufs, oder Lufteintritt, der um jeden Preis vermieden werden sollte, zu Folge haben könnte. Hierin unterscheidet sich unser Verfahren wesentlich von dem Joberts (Gaz. méd. 1840. Nr. 88), bei welchem eine unnöthiger Weise vervielfältigte Verwundung und das Bemühen, das Wasser aus der Stichöffnung herauszudrücken, gröfseren Bluterguſs und viel lebhaftere Entzündung zur Folge hatte, als in unserem Falle. Jobert stach ein spitzes, sichelförmiges Messer am untern Ende der Hydrocele in die seröse Höhle unmittelbar ein, ging bis zu deren Spitze hinauf und spaltete die vordere Wand des Processus peritonealis von oben nach unten beim Ausziehen der Klinge. Er führte sodann das Messer an der ersten Stichöffnung zum zweitenmale ein, um, was wegen der Nähe der Gefäfse des Saamenstranges höchst gefährlich sein mufste, auch die hintere Wand zu spalten, drückte dann das Wasser aus und legte einen Compressivverband an. — In einem zweiten Falle machte Jobert aufser den Längenschnitten auch noch Querschnitte.

Einen minder glücklichen Erfolg hatte ein anderer Versuch, vermittelst einer etwas modificirten Acupunctur eine Hydrocele congenita bei einem jüngern Subjecte zu heilen.

V.

Hydrocele congenita processus peritonealis aperta; Acupunctur.

(Krankengeschichte aufgenommen von Herrn Mertens aus Düsseldorf.)

Johannes Kraft, 12 Jahre alt, leidet, wahrscheinlich seit seiner Geburt, an einer Hydrocele processus peritonealis aperta. Der Peritonealfortsatz ist seiner ganzen Länge nach bis zum Hoden offen. Das Wasser tritt sehr leicht in die Bauchhöhle zurück wenn der Kranke liegt, sammelt sich aber eben so leicht wieder an, wenn er steht. Die Communicationsöffnung mit der Bauchhöhle mufs daher weiter sein, als in dem vorstehenden Falle. Doch sind keine Eingeweide herausgetreten, wie eine genaue Untersuchung nachweist. Es wird zuerst versucht, diese Hydrocele nach der Methode von Viguerin zu heilen. Es wird daher, nachdem das Wasser in die Bauchhöhle zurückgedrängt ist, ein gut schliefsendes Bruchband angelegt und der Kranke zu andauernder horizontaler Lage im Bette verpflichtet. Aufserdem werden, um den Procefs der Resorption anzuregen, wiederholt Umschläge mit verdünnter Jodtinktur über den Hodensack und so lange, bis die Haut etwas excoriirt ist, gebreitet. Diese Behandlung wird 5 Wochen lang fortgesetzt. — So lange der Kranke lag, erschien keine Anschwellung im Saamenstrange, als man aber nach Ablauf der genannten Zeit dem Kranken erlaubte aufzustehen, mufste man, trotzdem dafs das Bruchband noch nicht entfernt worden war, mit Bedauern bemerken, dafs schon den Tag darauf das Wasser sich so reichlich wie früher angesammelt hatte. Es wird daher am 12. December versucht, vermittelst der Acupunctur die seröse Höhle des Peritonealfortsatzes zu schliefsen. Das Wasser wird so weit zurückgedrängt, dafs die serösen Wandungen des Peritonealfortsatzes durch die Haut des Scrotums hindurch in eine Falte gefafst werden konnten und diese wird querüber mit zwei Insektennadeln durchstochen, welche vermittelst eines locker in Achtertouren geführten Fadens befestigt werden. Nach Ablauf einer halben Stunde werden die Nadeln wieder ausgezogen, wobei einige Tropfen hellen Serums sich aus der Stichöffnung ergiefsen. Das übrige Wasser tritt in das Zellgewebe des Scrotums und bildet ein Oedem, welches jedoch nach 48 Stunden durch Resorption wieder verschwunden war. Die anfangs verdickt scheinende Scheidenhaut gewann nach und nach ihre natürliche Beschaffenheit wieder und schien leer zu sein, so lange der Kranke zu Bett lag. Das Wasser sammelte sich jedoch von neuem an, nachdem der Kranke einen Tag lang aufgewesen und das Bruchband, welches bisher angelegen hatte, entfernt worden war. Es wird daher am 24. December derselbe Versuch wiederholt, mit dem Unterschiede jedoch, dafs man die Nadeln gegen 2 Stunden liegen liefs, die Umschlingungsfäden etwas fester anzog und Umschläge mit camphorirtem Bleiwasser und Tags darauf mit verdünnter Jodtinctur machte. Es entsteht eine wenig schmerzhafte, gelind entzündliche Anschwellung des Scrotums, welche durch den Fortgebrauch der Umschläge mit Jodtinktur bis gegen den 4. Januar unterhalten wird. Es zeigt sich aber nun, dafs auch dieser Versuch zu keinem Resultate geführt hat; das Serum sammelt sich von neuem, wenn auch langsamer und in geringerer Menge an. Am 3. Februar neuer Versuch:

Scrotum und Peritonealfortsatz werden mit 3 Nadeln durchstochen und diese fest mit einem Faden umwickelt. Sie bleiben 12 Stunden liegen. Der Versuch ist gleichfalls erfolglos; am 10. Februar hat sich wieder etwas Wasser angesammelt. Am 9. März wird der letzte Versuch mit der Acupunctur angestellt; 3 Nadeln werden eingeführt und während 24 Stunden liegen gelassen, aber abermals vergeblich, da die Untersuchung am 16. März zeigt, dafs das Wasser sich wiederum angesammelt hat. Es wird hiermit der so beharrlich fortgesetzte Versuch, diese angeborne Hydrocele durch die Acupunctur und Ligatur zu heilen, als vergeblich gänzlich aufgegeben.

Einstweilen wird dem Kranken, nachdem das Wasser zurückgebracht ist, nur wieder ein Bruchband angelegt, unter dessen Pelotte eine Charpiekugel geschoben wird, um den Druck gegen den Leistenring zu steigern. Die Wasseranhäufung in dem Peritonealfortsatze scheint sich allmählig zu vermindern, der Kranke wird jedoch, ehe die Heilung auf diesem Wege vollendet, oder ehe ein neues Verfahren in Anwendung gezogen werden konnte, von seinen Eltern nach Hause genommen.

Dieser schlechte Erfolg der Acupunctur steht im bedeutenden Gegensatze gegen die Leichtigkeit, mit der die subcutane Incision, unter ungünstigern Verhältnissen, nicht wie hier bei einem Kinde, sondern bei einem Erwachsenen, dieselbe Krankheit heilte. Auch frühere Versuche der Acupunctur bei Hydrocelen der Tunica vaginalis testis haben mir nur ungenügende Resultate gegeben und ich stimme daher den Ansichten Velpeau's zu, dafs sie der gröfsern Zahl nach nur Schmerz mache, ohne sicher zu heilen. *W.*

VI.

Orchitis gonorrhoica; sehr beträchtliche Anschwellung des Ductus deferens; Heilung.

(Krankengeschichte aufgenommen von Herrn Strubel aus Fürth im Odenwalde.)

(Ein Fall von Orchitis gonorrhoica zeichnete sich ebensowohl durch die ungemein starke Anschwellung des Ductus deferens aus, als durch die Schnelligkeit, mit der dieses Organ zu seinem ganz natürlichen Durchmesser zurückkehrte.)

Georg Kesler, 32 J. alt, ein kräftiger Stallknecht aus Nesselbrunn bei Marburg, hatte sich ungefähr vier Wochen vor seinem Eintritte in das Hospital durch einen unreinen Beischlaf einen Tripper zugezogen, den er selbst, ohne jedoch seine gewohnte Lebensweise und seine Beschäftigungen zu ändern, durch starke Dosen Copaivabalsam zu unterdrücken suchte. Statt der gehofften Erleichterung schwollen jedoch Hoden und Saamenstrang sehr beträchtlich an und der Kranke entschloſs sich nun, acht Tage nachdem diese neue Erscheinung hinzugetreten war, Aufnahme im akademischen Hospitale zu suchen.

Jan. 21. Der Hoden scheint beinahe um das vierfache seiner natürlichen Gröſse angeschwollen, jedoch gegen Berührungen nicht so empfindlich, als man nach der beträchtlichen Geschwulst vermuthen sollte. Von dem Kopfe des ebenfalls sehr beträchtlich angeschwollenen Nebenhodens entspringt ein beinahe cylindrischer, harter Strang, der sich bis in den Leistenring hinein forterstreckt. An seinem untern, in den Hoden übergehenden Ende hat dieser Strang eine Dicke reichlich wie der Umfang von fünf zusammengelegten Fingerspitzen, nach oben, gegen den Leistenring hin, wird er gleichmäſsig abnehmend etwas dünner. An der hintern und äuſsern Seite dieses Stranges können deutlich die stark gefüllten Venen und die Arterie des Saamenstranges, nicht aber der Ductus deferens gefühlt werden. Es ist daher keinem Zweifel unterworfen, dafs dieser von dem Hoden aus in den Leistenring sich forterstreckende Strang der mit seiner zellgewebigen Hülle enorm angeschwollene Ductus deferens selbst ist. Die äufsere Oberfläche des Stranges ist querüber runzlich, die Consistenz ist hart, elastisch, die Empfindlichkeit wenig gesteigert. Auch die Länge des Ductus deferens ist sehr beträchtlich vermehrt, er ist daher, da er am Leistenringe angehalten zu sein scheint, Sförmig gekrümmt. Seine ganze Länge beträgt etwa eine starke Spanne. Die Anschwellung des Ductus deferens erstreckt sich zwar bis in den Leistenkanal, nicht aber, so weit dieses durch die lokale Untersuchung herausgestellt werden kann, über denselben hinaus in die Bauchhöhle. Koliken, Lendenschmerz, Brechreiz, Blasenkrämpfe und andere consensuelle Neuralgien, wie sie so häufig bei akuter gonorrhoischer Orchitis vorkommen, fehlten. Es wurden verordnet : magere Diät, horizontale Lage im Bette, Unterstützung des Hodensacks durch untergelegte Kissen, erweichende Umschläge aus Cicuta, Calomel (gr. 2, dreimal täglich).

Am 24. Januar, bis zu welchem obige Behandlung unverändert fortgesetzt war, mufsten die Calomelpulver wegen Leibschmerz und Diarrhoe ausgesetzt werden. Die Geschwulst war etwas weniger umfänglich und geschmeidiger geworden.

Am 26. Januar wurden die Calomelpulver von neuem gegeben, mufsten aber am 27. Januar, einer leichten Stomatitis mercurialis wegen, von neuem ausgesetzt und konnten erst vom 30. an wieder gegeben werden. Der Hode und die Anschwellung des gedachten Stranges haben kaum noch die Hälfte des bisherigen Umfanges, sie sind weicher und geschmeidiger. Vom 4. Februar an wurde, trotzdem dafs die Hodenanschwellung noch nicht ganz verschwunden war, täglich einmal eine Einspritzung von 3 gr. Höllenstein auf 1 ℥ Wasser verordnet, der Ausflufs hatte sich aber bis zum 10. Februar nicht verändert. Es wurden daher stärkere Einspritzungen (10 gr. auf 1 ℥) in der Weise verordnet, dafs dieselben so oft an einem Tage wiederholt werden sollten, bis der ausfliefsende Eiter mit Blut gefärbt erscheine. Es waren vier Einspritzungen dazu nothwendig. Am 11. Februar fliefst viel Schleim, häufig auch reines Blut aus, das Uriniren ist sehr schmerzhaft; man macht häufige Einspritzungen mit Bleiwasser. Am 13. Februar fliefst nur noch sehr wenig dünnflüssiger Eiter gegen Abend aus. Es werden innerlich Cubeben (1½ ℥) auf den Tag gegeben. Am 14. Februar hat der Ausflufs ganz aufgehört. Die Geschwulst des Hodens und Saamenstranges ist beseitigt. Der Kranke verläfst am 18. Februar geheilt das Hospital.

Wenn auch bei jeder gonorrhoischen Epididymitis der Saamenstrang etwas anschwillt, wenn sogar die Anschwellung desselben der des Nebenhodens und des Hodens vorauszugehen pflegt, so bleibt sie der Regel nach doch sehr unbedeutend und nimmt die Aufmerksamkeit des behandelnden Arztes nur wenig in Anspruch. Nicht immer erreicht die Anschwellung des Saamenstranges selbst nur den Grad, dafs der Unterschied zwischen dem geschwollenen und dem nicht geschwollenen Strange recht auffallend wird. Anschwellungen aber des Saamenstranges, nach seiner Länge und Dicke, wie sie die vorstehende Beobachtung vorführt, sind jedenfalls selten und verhältnifsmäfsig noch seltener wird ihrer in Schriften gedacht. Curling (practical treatise on diseases of the testis) führt an, dafs der Ductus deferens bis zur Dicke des kleinen Fingers anschwellen könne, Marjolin (cours de pathologie chirurgicale, leçon 14) erwähnt der Anschwellung des Ductus deferens ebenfalls, ohne jedoch den Umfang, den derselbe erreichen kann, näher zu bestimmen und fügt hinzu, wie von dieser Anschwellung, besonders wenn ein alter Bruchsack vorhanden sei, Einklemmungssymptome entstehen könnten. Er erläutert seine Ansicht durch eine ihm und Dupuytren gemeinschaftliche Krankengeschichte. Endlich führt Blandin (Annal. de thérap. 1846) drei Fälle von angeblicher Einklemmung bei Entzündung des Saamenstranges an, von denen er zwei durch Einschnitte, einen durch Blutentleerungen, merkurielle Einreibungen und

Bäder behandelte. Es sind Dieses sämmtliche Beobachtungen, welche mir bei Vergleichung der Literatur über diesen Gegenstand aufgestofsen sind. Wenn auch die Vollständigkeit dieser Zusammenstellung sehr zweifelhaft ist, so beweist sie doch, dafs so bedeutende Anschwellungen des Saamenstranges und insbesondere des Ductus deferens, dafs durch dieselbe besondere Zufälle bedingt wurden, nicht sehr häufig beobachtet worden sein können.

Schon zu den anatomischen Untersuchungen des Hodens in dem akuten Stadium der Entzündung findet sich nur selten Gelegenheit, noch seltener zu denen des Saamenstranges. Ich habe nirgends nähere Angaben hierüber auffinden können und vermag auch, da der Kranke geheilt wurde, keinen grofsen Beitrag dazu zu liefern.

Was den Sitz dieser beträchtlichen Geschwulst des Saamenstranges bei der gonorrhoischen Entzündung anbetrifft, so wird gewöhnlich der Saamenstrang im Ganzen angenommen. Die Erklärung der Entstehung dieser Geschwulst wäre hiernach nicht schwer und hätte die Analogie der Anschwellung des Hodens bei derselben Krankheit für sich. Wir dürften annehmen, dafs, wie bei der gonorrhoischen Orchitis, die Geschwulst hauptsächlich durch einen theils serösen, theils plastischen Ergufs, zwischen die serösen und zelligen Scheiden zu Stande käme. Die rasche Anschwellung, eben so wie die Leichtigkeit der Zurückbildung würden durch diese Annahme eine leichte Erklärung finden. Defsgleichen würde sich hiernach begreifen, warum die Geschwulst, soweit durch die äufsere Untersuchung erkannt werden kann, nur bis in den Leistenring hinein und nicht bis über denselben hinaus in den Unterleib sich zu erstrecken pflegt, da die Hüllen der Saamen- und Blutgefäfse sämmtlich von den Bauchdecken herkommen. Dieser Annahme widerspricht jedoch, dafs Curling bestimmt von der Anschwellung des Ductus deferens spricht und dafs auch in unserm Falle die Blutgefäfse des Saamenstranges mit voller Bestimmtheit als nicht in die Geschwulst eingeschlossen gefühlt werden konnten, der Ductus deferens aber in seiner natürlichen Lage und Gestalt fehlte.

Es bleibt sonach nichts als der Ductus deferens und das ihm zunächst umgebende Zellgewebe als Sitz der Geschwulst übrig, wobei freilich schwer zu begreifen ist, wie ein Kanal mit so starren festen Wandungen, wie sie der Ductus deferens besitzt, einer so bedeutenden Anschwellung oder Ausdehnung fähig sein kann. Hierüber können nur anatomische Untersuchungen vollständige Aufklärung geben, die bis jetzt fehlen. Doch hat Brodie (die chirurgische Praxis etc., herausgegeben von Behrend) eine gleiche Geschwulst des Ductus deferens auch innerhalb des Unterleibs constatirt und damit den Beweis geliefert, dafs dieser Kanal auch ohne die Hüllen des Saamenstrangs einer sehr beträchtlichen Anschwellung fähig ist. Ein Mann klagte in Folge eines Stofses über Entzündung des Penis und der ganzen Urethra. Nachdem diese Entzündung schon abgelaufen war, entstand Anschwellung des Hodens und des Saamenstranges und ein Gefühl von Schwere um das Rectum. Mit dem Finger erkannte man auf der dem kranken Hoden entsprechenden Seite, da wo das Vas deferens liegt, eine oblonge Geschwulst von derselben Beschaffenheit wie der verhärtete Saamenstrang am Bauchring.

Die Anschwellungen des Saamenstranges bei der Epididymitis gonorrhoica waren häufig von Symptomen begleitet, Koliken, Empfindlichkeit des Magens, Brechreiz, Würgen, welche denen einer Bruchteinklemmung gleichen, und auch zur Anwendung von Mitteln führten, wie sie nur durch die Annahme einer wirklichen Einklemmung gerechtfertigt werden konnten. Marjolin behandelte einen Kranken, welcher einen leicht beweglichen Leistenbruch hatte, wegen Harnverhaltung mit dem Katheter. Das Instrument wurde andauernd in der Harnröhre gelassen. Eines Tages waren Stuhlverstopfung, Uebelkeit, Erbrechen eingetreten und in dem Scrotum fand man eine ovale, gespannte, feste Geschwulst, welche für einen eingeklemmten Bruch gehalten wurde. Bei der Operation fand man nur einen leeren Bruchsack neben einem sehr geschwollenen entzündeten Saamenstrang. Der Hoden war nicht geschwollen. — Sehr ähnlich ist die zweite Beobachtung von Blandin. Bei einem Kranken, der wegen Strictur mit liegenbleibender Bougie behandelt wurde, entstand eine sehr beträchtliche Anschwellung des Saamenstranges, die um so mehr an Einklemmung denken liefs, als die Erscheinungen im Abdomen mit grofser Heftigkeit eintraten. Einschnitte auf den Saamenstrang brachten Erleichterung. Bei einem vor Kurzem Kastrirten waren Ekel, Erbrechen, Bauchgrimmen entstanden. Blandin glaubte nun inmitten des geschwollenen Saamenstranges einen Eiterheerd zu entdecken. Ein Einschnitt entleerte jedoch nur Blut. Nichts desto weniger wurde der Kranke erleichtert. In einem dritten Falle waren die bedenklichsten Erscheinungen der Einklemmung bei einem Kranken entstanden, der wegen einer Strictur eine Bougie einen ganzen Tag hatte in der Harnröhre liegen lassen, doch verschwanden sie wieder auf eine blofs medicinische Behandlung, Bäder, örtliche Blutentleerungen, merkurielle Einreibungen.

Hieran reiht sich denn die durch die vorausstehenden Beobachtungen nicht entschiedene Frage, in wie weit bei diesen angeblichen Einklemmungen durch den geschwollenen Saamenstrang, operative Eingriffe, Einschnitte angezeigt sind, was und wie eingeschnitten werden soll? Als Einklemmungssymptome erscheinen Kolik, Würgen, Erbrechen, Verstopfung u. s. w., Erscheinungen einer gestörten Innervation des Magens und Darms, welche aber, wo kein wirklicher Bruch nebenbei besteht, sondern nur der geschwollene Saamenstrang in dem Leistenkanal liegt, nicht von einer directen Verletzung der Baucheingeweide, sondern nur von Uebertragung der nervösen Irritation von den Nerven des Saamenstranges auf die Plexus lumbales, renales, vesicalis und solaris abhängen können. Sie stehen daher im Verhältnifs zu der Höhe der lokalen Irritation des Hoden- und Saamenstrangs, die bei weitem nicht immer im Verhältnifs zu dem Umfange der Geschwulst steht. Bekanntlich kommen diese Symptome, die denen eines eingeklemmten Bruches ähnlich sind, bei Orchitis sehr gewöhnlich vor, auch wenn der Saamenstrang nur sehr wenig oder gar nicht geschwollen ist, oder sie verlieren sich wieder, auch wenn die Geschwulst des Hoden- und Saamenstranges fortbesteht, ja zunimmt, wenn nur, wie das in den spätern Stadien der Krankheit gewöhnlich der Fall ist, der Schmerz abgenommen hat. Sie stehen demnach im Verhältnifs zu der Höhe der nervösen Irritation, als deren Ausdruck der Schmerz erscheint, und nicht im Verhältnifs zur Geschwulst. Die vorher angeführten fremden und die vorstehende eigene Beobachtung scheinen das eben Gesagte zu bestätigen. Bei Marjolin dauerten die Einklemmungssymptome fort, trotzdem dafs die Bedeckungen wie zur Operation eines eingeklemmten Leistenbruchs, für welchen die Krankheit gehalten worden war, eingeschnitten waren. Nach Blandins dritter Beobachtung verschwanden sie, trotz ihrer Intensität, ohne Operation. In der von mir vorstehend mitgetheilten Beobachtuug war die Geschwulst des Ductus deferens so stark, wie sie gewifs nur höchst selten beobachtet worden ist, und nichts desto weniger bestand, zur Zeit als der Kranke in das Hospital eintrat, kein Anschein von Einklemmung, denn die Geschwulst war trotz ihrer Gröfse nur wenig schmerzhaft, die lokale Irritation und demgemäfs auch die sympathische Irritation der Plexus des Unterleibs nur gering. Es scheint mir die Ansicht, bei entzündlichen Geschwülsten des Saamenstranges ähnlich wie bei eingeklemmten Brüchen verfahren zu müssen, auf einer argen Verwechslung von Ursachen und Folgen zu beruhen. Freilich beruhen das Würgen, Brechen, die Koliken in beiden Fällen auf Irritationen derselben Nerven, die Irritation selbst aber hängt in dem einen und dem andern Falle nicht von derselben Ursache ab. Es fragt sich hiernach aber weiter, was denn, wenn überhaupt, eingeschnitten werden soll? der Leistenring und Leistenkanal, oder die Hüllen des Saamenstrangs? Marjolin durchschnitt die Haut, das Zellgewebe, die Fascia superficialis, bis auf den Saamenstrang; und die sogenannten Einklemmungssymptome dauerten fort, wie begreiflich, da durch diese Operation die Entzündung des Saamenstranges, von der jene Erscheinungen abhingen, gewifs nicht gemildert werden konnte. — Blandin punktirte den Saamenstrang selbst, das erstemal in der Absicht, einen vermeintlichen Abscefs zu entleeren, und das zweitemal von dem Nutzen, den diese erste

Operation gebracht hatte, belehrt. Aber in einem dritten Falle verschwanden die bedenklichsten Zufälle der Incarceration ohne operativen Eingriff anf den Gebrauch von Blutegeln u. s. w. Sollten dieselben Mittel nicht auch in den beiden erstern Fällen genügt haben? und welcher Zweck wird mit dem Einschneiden des Saamenstranges erreicht werden? Soll durch die (partielle) Trennung der Hüllen desselben eine Einklemmung beseitigt werden und ist überhaupt anzunehmen, daſs die so nachgiebigen Hüllen des Saamenstranges, die, wie die voranstehende Beobachtung beweist, einer so beträchtlichen Ausdehnung fähig sind, eine Einklemmung des Restes, nämlich des Ductus deferens, bewirken können? Die Incisionen des geschwollenen Saamenstranges können nicht in Parallele mit den bei der Orchitis mit Nutzen in Anwendung gesetzten Punktionen der Scheidenhaut gestellt werden. Hier ist es eine derbe, wenig nachgiebige, serös-fibröse Membran, die gespalten, und ein oft sehr reichlicher seröser Erguſs, der entleert wird und mit dessen Entleerung der Druck auf den Hoden selbst nachlassen muſs. Für beide Zwecke aber fehlt bei der entzündlichen Anschwellung des Saamenstrangs das Object, wenigstens bemerkt Blandin nicht, daſs seine Punktionen eine seröse Entleerung zur Folge gehabt hätten. **W.**

VII.

Fäkalabsceſs; brandige Zerstörung des Mastdarmes und des Dammes; Folge des Geburtsaktes; Wiederherstellung.

(Krankengeschichte aufgenommen von Herrn Hoffmann aus Gieſsen.)

Elise Frey, eine dreiſsigjährige Stickerin aus Weiſslingen, Kanton Zürich, wird im höchsten Grade erschöpft, anscheinend dem Tode nahe, mit einer sehr ausgedehnten brandigen Zerstörung des Dammes, des Mastdarmes und des Zellgewebes in dem Becken aus dem Gebärhause in das akademische Hospital gebracht. Die uns von dort bereitwilligst mitgetheilte Geburtsgeschichte ergiebt folgendes Anamnestische :

Die Kranke soll von Jugend an gesund gewesen sein; sie wurde zum erstenmale in ihrem 20. Jahre menstruirt, verlor aber bald die Menses wieder, worauf Zeichen der Chlorose und Fluor albus auftraten, der auch, nachdem bald darauf die Katamenien wieder eingetreten waren, noch mehre Jahre fortbestand. In ihrem 21. Jahre bestand die Kranke angeblich ein Gallenfieber und litt von da an an Hämorrhoidalbeschwerden, zeitweisem Blutabgange aus dem After, öfterm Aftervorfall, der aber jedesmal leicht von der Kranken selbst zurückgebracht werden konnte. Im 29. Jahre wurde die Person zum erstenmale schwanger und begab sich zu ihrer Entbindung in das hiesige Gebärhaus, wo sie am 3. Juni ohne besondere Beschwerde niederkam. In den ersten Tagen nach der Niederkunft befand sich die Wöchnerin ganz wohl, die Lochien flossen gehörig, die Milchsekretion stellte sich, wenn auch nur schwach ein und der Uterus zog sich in normaler Weise zusammen. Am Abende des dritten Tages jedoch (6. Juni) trat Frost ein, darauf Hitze, zugleich Kopfweh, Durst, Schlaflosigkeit, Appetitmangel. Am folgenden Tage (7. Juni) dauerten diese Erscheinungen fort, der Puls war sehr beschleunigt, Symptome eines Lokalleidens sollen jedoch nicht vorhanden gewesen sein (?).

Es wurde ein Aderlafs von 8 Unzen verordnet und stündlich 10 Gr. Nitrum, am Abende eine Dosis Calomel von 12 Gr. gegeben. In der Nacht (8. Juni) häufige dünne Stühle, darauf Kopfweh und Hitze zwar vermindert, aber fortwährend sehr bedeutende Pulsfrequenz, Zungenbeleg. Verordnung : stündlich 10 Gr. Nitrum. Gegen Abend wieder starkes Fieber, Puls sehr frequent, Zunge belegt und trocken (Calomel 12 Gr. und darauf stündlich 4 Gr. zwei Dosen; Aderlafs von 18 Unz.). Während der Nacht vom 9. Juni unzählige dünne Stühle und bei denselben Schmerzen in beiden Hüften, im Rücken und an dem vordern Theile des Unterleibs. Im Uebrigen sind diese Stellen gegen Druck nicht empfindlich. Starkes Fieber. Jetzt erst giebt die Kranke an, dafs sie seit Beginn des Wochenbettes Geschwülste am After habe, die immer mehr an Gröfse zugenommen, ihr aber bis jetzt keinen Schmerz verursacht hätten. Die Untersuchung ergab Folgendes: Bedeutende verhärtete und geröthete, Hämorrhoidalsäcken ähnliche Hervortreibungen, welche während der Niederkunft kaum erbsengrofs gewesen waren, umgeben jetzt in mehr als fingerdicken Wülsten den After. Verordnung: Inf. Alth. mit Acid. muriat. ℨij stündl. ein Efsl. — Das Calomel wird ausgesetzt, über die Geschwülste am After aromatische Umschläge mit Brandtwein. Aufserdem ein Aufstreupulver von Camphor, China, Merc. praec. rubr. und Lapis calaminaris und endlich eine Salbe von Eigelb, Terebinth, Camphor und Brandtwein. — Das Fieber ist viel geringer, Puls ruhiger, Gesicht weniger geröthet u. s. w. Immer noch sehr häufige dünne Stühle, ja fast beständiger Kothabgang. Der Umfang der Geschwülste am After scheint geringer. Die Behandlung bleibt dieselbe. — Während der Nacht (11. Juni) einige Frostanfälle, darauf starke Fieberhitze, selbst Delirien. Fortwährend sehr häufige Stühle, grofse Pulsfrequenz, starker Zungenbeleg, Durst, Kopfweh, Appetitlosigkeit, grofse Kraftlosigkeit. In der Unterbauchgegend Schmerzen, welche durch Druck vermehrt werden. Der Zustand der Geschwülste ist derselbe wie früher. Verordnung: Inf. Angel. mit Acid. mur. ℨij. Cataplasmen von Reis über den Leib. — Die Nacht vom 12. Juni wird schlaflos zugebracht, Phantasiren, Bewufstlosigkeit, grofse Hitze, starker Schweifs; Puls klein und sehr beschleunigt. Die frühere Behandlung wird fortgesetzt. — In der Nacht vom 13. Juni abermalige Zunahme des Fiebers, Delirien, Koth und Urin gehen unwillkührlich ab. Der Zustand der Geschwülste am After scheint nicht sehr verändert zu sein, ist übrigens, wegen der Bedeckung durch Salbe und Aufstreupulver, nicht gut zu beurtheilen (!). Die frühere Behandlung; eben so am 14., an welchem Tage der Zustand sich nicht wesentlich ändert. Am 15. Juni abermalige starke Delirien während der Nacht; es zeigt sich Decubitus. Verordnung: Inf. Angel. mit Serpentaria und Acid. mur. Einige Dosen Chinin von 3 Gr. Zum Verband des Decubitus Ung. Sabin. Die Nacht vom 16. ist ruhiger; keine Delirien, Puls langsamer, Zungenbeleg geringer. Die Geschwülste am After sind bedeutend zusammengesunken und nicht mehr so entzündet wie früher. Aus dem After hängt aber eine beträchtliche häutige Masse hervor, die bläulich, gangränös aussieht und über welche beständig dünner Koth abfliefst. Der Decubitus bessert sich. Verordn. Mixtur wie früher, dreistündlich 3 Gr. Chinin, örtlich Streupulver(!), Salbe und Umschläge wie früher. Am 17. keine wesentliche Veränderung. Am 18. gingen etwa 1½ Unzen Blut aus dem After ab, zugleich ein grofses Stück abgestorbenen Zellgewebes, wie dasjenige, welches aus dem After heraushing. Fortwährend unwillkührlicher Kothabgang. Grofse Schwäche. Verordn.: Inf. Angel. mit Serpent. und Tinct. aromat. acid. Am 19. ist der Zustand derselbe. Der Mastdarm wird durch Einspritzungen gereinigt und das abgestorbene Zellgewebe mit der Scheere entfernt. Die Untersuchung ergiebt nun Folgendes: Den After umgeben ringsum die schon oben beschriebenen Wülste, welche etwa noch fingerdick sind. Zwischen ihnen gelangt man in eine geräumige, buchtige Höhle, in deren obern und hintern Theil der Mastdarm, dessen umgebendes Zellgewebe zerstört und entfernt ist, frei hereinragt. — Nach der Untersuchung wird ein mit oben angegebener Salbenmischung bestrichener Charpiebausch in diese Höhle eingebracht.

Am Abend dieses Tages wird die Kranke aus dem Gebärhause in die chirurgische Klinik gebracht. Hier ergab sich bei der Untersuchung Folgendes: Der Sphincter ani scheint gänzlich zerstört und an der Stelle des Afters findet sich eine grofse, von zwei breiten, wulstigen Hautlappen umsäumte Oeffnung, aus welcher beständig Koth- und Brandjauche abfliefst. Der Finger gelangt durch diese Oeffnung statt in den Mastdarm in eine weite Höhle, welche den ganzen Raum des kleinen Beckens einzunehmen scheint. Die hintere Fläche der Blase und der Symphyse sind, sowie die vordere des Kreuzbeins, völlig entblöfst. Grofse Stücke von abgestorbenem, zusammengeballtem, höchst stinkendem Zellgewebe werden ausgezogen; der Puls ist frequent, 120 Schläge, sehr klein, die Haut der Gesichts umschrieben lividblau gefärbt, und über den ganzen Körper mit kalten Schweifsen bedeckt. — In der Umgegend des Afters ein oberflächlicher Decubitus. Behandlung: Nach sorgfältiger Reinigung wird das Geschwür mit Chinadecoct ausgespritzt und ein mit Chlor befeuchteter Charpieballen vor die Afteröffnung gelegt. Die aufgelegene Stelle wird mit Bleiwasser verbunden. Innerlich China mit Säure und einige Dosen Opium. Fleischbrühe und Wein. — Am 21. Juni wenig Aenderung, Puls 110 Schläge; die Kräfte vielleicht etwas besser; Zunge nicht mehr trocken; der Abflufs aus dem Becken ist noch sehr reichlich. — Die frühere Behandlung. 23. Juni. Der Ausflufs ist nicht mehr jauchig, der Eiter gebunden, dick; die Faeces fangen an geformt zu werden. Die Kräfte der Kranken heben sich, ihr Appetit bessert sich; sie erhält daher sehr concentrirte Fleischbrühe, von roh gehacktem Fleische bereitet. Puls 110. — Am 28. Die Kräfte haben zugenommen, der Appetit bessert sich, das Brandige hat sich gänzlich abgestofsen, die Afteröffnung erscheint als eine reine, reichlich eiternde, doch noch nicht granulirende Fläche. — Am 29. zeigt sich die linke untere Extremität bis zur Weiche hinauf ödematös angeschwollen. Die Unterbauchgegend ist gegen Druck empfindlich. Längs des Verlaufs der Gefäfsstämme an der innern Fläche des Schenkels fühlt man das Zellgewebe verhärtet. Es wird entzündliche Verschliefsung der Vena iliaca und cruralis, oder der Lymphgefäfsstämme, welche in ihrer Nähe verlaufen, vermuthet. Behandlung: 10 Blutegel und Cataplasmen auf den Unterleib. Am folgenden Tage (1. Juli) haben sich die Schmerzen im Unterleibe wieder gemindert, das Oedem besteht jedoch, wenn auch in etwas geringerem Grade, noch fort. Die Eiterung ist mäfsiger und die eiterabsondernde Höhle erscheint verkleinert. — Am 27. Juli erfolgt eine abermalige ödematöse Anschwellung der untern Extremität mit Schmerz gegen Druck im Unterleibe, welche auf dieselben Mittel weichen. — Von da an nimmt die Krankheit einen zum Bessern fortschreitenden Gang. Die Eiterhöhle füllt sich mehr und mehr mit Granulationen aus, die Afteröffnung zieht sich zusammen und die Kräfte nehmen so zu, dafs die Kranke den gröfsten Theil des Tages aufser Bett sein kann. Es scheint ein Theil des Sphincter, trotz des anscheinend grofsen Verlustes sich erhalten zu haben, wenigstens vermag die Kranke nach und nach immer mehr den Koth willkührlich zurückzuhalten. Sie wird am 8. August geheilt entlassen.

Bei der Beurtheilung der voranstehenden Beobachtung interessirt, aufser der Betrachtung, wie eine so ausgedehnte Zerstörung innerhalb des kleinen Beckens bei einfacher Behandlung dennoch zum glücklichen Ende geführt werden konnte, hauptsächlich die Frage, welches der Ausgangspunkt und die Begründung der Krankheit war, und ob dieselbe, früher erkannt und richtig behandelt, nicht wenigstens auf eine mäfsigere Zerstörung hätte beschränkt werden können. Das Lokalleiden bestand in einer gangränösen Verjauchung des gesammten Zellgewebes in dem kleinen Becken, welcher auch ein Theil des Dammes und des Mastdarmes, glücklicherweise nicht auch der Blase erlag. Diese Zerstörung bildete sich so insidiös aus, dafs sie am siebenten Tage nach der Niederkunft schon vollendet scheint, ohne dafs bis dahin Lokalsymptome in bestimmterer Weise auf sie hingewiesen haben sollen. Bis dahin wurden nur allgemeine Fiebersymptome beobachtet. Das Fieber ging jedoch schon an dem ersten Tage, am 6. Juni, in seinen Erscheinungen über den Character eines einfachen sogenannten Milchfiebers hinaus, dauerte auch in den folgenden Tagen an und nahm entschieden das Ansehen eines typhösen (pyämischen), puerperalen Fiebers an. — Der sehr schnelle und kleine Puls, Durst, Kopfweh, Schlaflosigkeit, Zungenbeleg, wiederholte Fröste, Neigung zu Delirien, sind diejenigen Fiebererscheinungen, mit welchen sich die puerperale Uterin- und Schenkelphlebitis am dritten bis vierten Tage nach dem Wochenbette anzukündigen pflegt. (cfr. R. Lee, researches on the pathology and treatment of some of the most important diseases of women.) Und diese

Krankheit (Phlebitis der Verzweigungen der Hypogastrica, Vesicalis und Spermatica) lag auch hier, wie nicht leicht bezweifelt werden kann, dem Brand des Zellgewebes im Becken zu Grunde. — Es steht dieser Annahme nicht entgegen, dafs der Uterus sich anfangs regelmäfsig zusammenzog und dafs die Lochien flossen. Lee und namentlich auch Marchal de Calvi (des abscès phlegmoneux intra-pelviens) liefern zahlreiche Beispiele, wonach, trotzdem dafs die Wochenreinigungen anfangs unvermindert erscheinen, nichtsdestoweniger ausgedehnte gangranöse Abscesse, Folge von puerperalen Entzündungen der Beckenvenen, sich ausbilden. Gewifs trug die sehr energische Behandlung mit reichlichen Dosen Calomel, die zahlreichen Stühle, der Leibschmerz, der darauf entstanden, dazu bei, den lokalen Sitz der Krankheit zu verstecken, vielleicht auch ihre Entwicklung zu beschleunigen und zu verbreiten. — Am sechsten Tage nach der Niederkunft wurde ein neues, höchst wichtiges Symptom, welches auf die Annahme eines kranken Zustandes der Beckenvenen mit gröfserer Bestimmtheit hinwies, und zur lokalen Untersuchung des Mastdarmes und der Vagina hätte veranlassen können, beobachtet. Die Hämorrhoidalsäcke, welche während der Geburt nur als kleine, erbsengrofse Knötchen gesehen worden waren, waren plötzlich ungemein angeschwollen, so dafs sie, schon halb zerstört, wie sie von uns nur noch gesehen wurden, dennoch den After als 2 Finger breite wulstige Hautlappen umsäumten. — Gewifs deutete diese plötzliche ungemeine Anschwellung der Hämorrhoidalvenen auf ein plötzlich entstandenes, sehr ausgebreitetes Hindernifs in dem Rückflusse des venösen Blutes aus dem kleinen Becken hin. Und wenn nicht schon das Wochenbett auf eine unmittelbare Krankheit der Beckenvenen hinwies, worin hätte die Hemmung der Circulation anders gesucht werden sollen, als in einer entzündlichen Obliteration jener, da kein Symptom auf die Erkrankung irgend eines andern Organes, welches hier möglicherweise beschuldigt werden konnte, hindeutete? Diese plötzliche Stokkung des venösen Blutrückflusses aus den Hämorrhoidalvenen war, in Verbindung mit dem zu derselben Zeit auftretenden typhösen Fieber, ein eben so sicherer Beweis einer Phlebitis adhaesiva der Beckenvenen, als, unter gleichen Verhältnissen, die plötzliche Unterbrechung der Lochien für Phlebitis uterina, oder das plötzliche ödematöse Anschwellen eines Amputationsstumpfes für Phlebitis der Venen der Extremität sprechen. Gewifs trug der Umstand, dafs die Hämorrhoidalvenen schon seit langer Zeit krank waren, wesentlich dazu bei, die Entzündung auf sie, mit Umgehung der Uterinvenen, hinzuleiten. Nach Mittheilungen, welche zwar nicht in der Geburtsgeschichte enthalten sind, sondern uns nachträglich von der Kranken selbst gemacht worden sind, waren am vierten Tage nach der Niederkunft die Hämorrhoidalvenen schon so angeschwollen und schmerzhaft, dafs ein Klystier, welches der Verstopfung wegen gegeben werden sollte, nur mit grofser Schwierigkeit und unter Schmerzen beigebracht werden konnte. Unmittelbar nach diesem Klystier fühlte die Kranke eine sehr schmerzhafte Geschwulst aus dem After heraustreten. — Die Ertödtung des Zellgewebes in dem Umfange der erkrankten obliterirten Venen bedarf keiner weitern Erklärung, sie ist eine bekannte und häufige Folge dieses Zustandes. Der Uebergang in Verjauchung fand wahrscheinlich am 11. Juni statt, als nach einer kurzen Periode anscheinender Besserung neue Fieberfröste sich einstellten, die Kranke zu deliriren anfing, die Erequenz des Pulses von neuem sehr zunahm, die Kräfte in hohem Grade sanken. Wäre durch die Calomelsymptome das Uebel nicht gleichsam überdeckt und das Urtheil über den Schmerz im Unterleib und Mastdarm, sowie über die reichlichen, fast unaufhörlichen Stühle irre geleitet worden, so würde man gewifs mit gröfserer Bestimmtheit auf den eigentlichen Sitz und Ausgangspunkt des Uebels hingeleitet worden und es würde vielleicht möglich gewesen sein, durch eine kräftige lokale und allgemeine Antiphlogose den Uebergang der Phlebitis adhaesiva in suppurativa zu hindern, oder doch die Ausbreitung der Verjauchung zu beschränken. — Die Festigkeit der Dammaponeurosen mufste die Entwicklung der pyämischen Ablagerungen nach aufsen hindern und trug dazu bei, die rechtzeitige Entdeckung der Zerstörung zu verdecken.

Eine frühzeitige Untersuchung durch den Mastdarm würde aber sicherlich vor der völligen Zerstörung des Mastdarmes und des Dammes, Vortreibung der Mastdarmwandungen und Fluktuation erkannt und zu einer baldigen künstlichen Eröffnung des Beckenabscesses geführt haben, wodurch leichtlich dessen Ausbreitung beschränkt und manche Partien, namentlich der Sphincter und der Mastdarm selbst, hätten gerettet werden können. Es ist zu bedauern, dafs der versteckte Ursprung der Krankheit und die Verkleisterung des Afters mit Salben und Pulvern diese Untersuchungen und Hülfen hinderten. Auch die wiederholten ödematösen Anschwellungen des Schenkels, mit gleichzeitigem Schmerze im Unterleibe, welche in den spätern Perioden der Krankheit auftraten, sehe ich als Folgen und leichte Recidive der Phlebitis an.

W.

Es ist den chirurgischen Praktikern wohlbekannt, wie schwierig zuweilen Blutungen aus den verwundeten Arterien des Vorderarms und Unterschenkels zu stillen sind, zumal wenn seit der Verwundung schon einige Zeit verflossen ist und die Umgegend der Wunde nicht mehr in ihrem natürlichen Zustande sich befindet. Die nachfolgenden zwei Beobachtungen geben den Beleg für das Gesagte, sowie den Nachweis einer einfachen Aushülfe, die sich da noch erfolgreich zeigte, wo selbst die Ligatur ihre Wirkung versagt hatte.

VIII.

Verwundung des Handtellers; arterielle Blutung; zweimalige Unterbindung der Ulnararterie; Unterbindung der Brachialarterie; Fortdauer der Blutung; Stillung derselben durch andauerndes Aufdrücken eines feinen Badeschwammes.

(Krankengeschichte aufgenommen von Herrn Winther aus Oberbeerbach.)

Maria Koch aus Wieseck, 8 Jahre alt, stiefs sich in ein vorgehaltenes Messer, als sie beim Kartoffelschälen einem neben ihr sitzenden Knaben eine Ohrfeige versetzen wollte. Die Wunde drang etwas unterhalb des Os pisiforme ein und hatte eine Länge von etwa 4'''. Eine sehr bedeutende Blutung wurde durch Aufdrücken von Binden und Tüchern unterdrückt. Ein am Abende hinzugerufener Arzt suchte die Ulnararterie etwas oberhalb des Os pisiforme zu unterbinden. Die hereinbrechende Dunkelheit, so wie der Mangel an kunstgemäfser Unterstützung machten jedoch diese Operation höchst schwierig und unsicher, so dafs, nach den Angaben dieses Arztes selbst, die Ulnaris vielleicht gar nicht, sondern nur ein Nebenästchen, oder eine Vene unterbunden worden war. Die Blutung mufste trotz der Unterbindung durch Tamponade und Einwicklung gestillt werden. Drei Tage nach dem Zufalle wurde die Kranke in das akademische Hospital gebracht; sie hatte schon ziemlich viel Blut verloren, war durch Schmerz und Blutverlust sehr empfindlich geworden, die Blutung dauerte jedoch, sobald der Druckverband gelichtet wurde, unverändert fort. Ein lebhafter, sehr angreifender Schmerz verbreitete sich in einzelnen Stöfsen längs des Mediannerven bis gegen das Ellenbogengelenk hinauf. Da die Haut in der Umgegend des Handgelenkes und der ersten Operationswunde schon stark geschwollen und sehr empfindlich war, so wurde beschlossen die Ulnararterie, als das Gefäfs, dessen Fortsetzung zunächst verwundet sein mufste und als das stärkere unter denen, welche den Handbogen bilden, in der Mitte des Vorderarms zu unterbinden und zu gleicher Zeit vermittelst Compressen einen Druck gegen die Wunde auszuüben in der Hoffnung, dafs nach der Unterbindung jenes Gefäfses der Blutandrang so weit geschwächt sein würde, dafs die Blutung nun mit gröfserer Leichtigkeit gestillt werden könnte. Die Unterbindung wurde mit Glück vollzogen, die Erwartung aber, dafs die Blutung nunmehr stehe, getäuscht. Als einige Tage später der Verband gelichtet wurde, sprang das Blut wie früher aus der Wunde, welche mit einem Pfropf schwammigen, blutig infiltrirten Zellgewebes ausgefüllt war. Da mittlerweile die Geschwulst und Empfindlichkeit sich über den gröfsern Theil des Vorderarms verbreitet hatten, da die Schmerzhaftigkeit des entzündeten Medianus keinen Druck längs der beiden Arterienstämme zuliefs, so wurde nunmehr, zumal da die Unterbindung der Ulnaris ein so schlechtes Resultat gegeben hatte, die Unterbindung der Brachialis, die gemeinschaftliche Quelle, aus der die beiden Arterien, welche den Handbogen bilden, Zuflufs erhalten, beschlossen und ausgeführt. Aber auch nach der Unterbindung dieses Gefäfses dauerte die arterielle Blutung aus dem Handteller, sobald der Druckverband daselbst gelüftet wurde, unvermindert fort. Nunmehr, 17 Tage nach der ersten Verwundung, wurde zur Tamponade vermittelst des Badeschwammes geschritten. Nachdem zuerst ein kleines in Branntwein getauchtes Stückchen eines feinen Badeschwammes tief in die Wunde eingedrückt worden war, wurden breitere Stücke auf dieselbe gelegt, so dafs ein abgestumpfter Kegel entstand, dessen Basis nach aufsen gerichtet war, und derselbe durch eine fest angezogene, in mehrfachen Umwindungen um die Hand herumgehende Binde angedrückt. Der Arm, der wegen der Nervenschmerzen keine feste Einwicklung vertrug, wurde auf ein Kissen gelagert, der Verband wiederholt mit Branntwein befeuchtet und 8 Tage lang unverändert erhalten. Als nunmehr der Verband vorsichtig entfernt wurde, zeigte es sich, dafs die Blutung vollkommen stand, der blutige Schwamm, der aus der Wunde hervorwucherte, war gänzlich verschwunden, einige oberflächliche Theile derselben waren gangränös, im Uebrigen stand die Wunde vollständig in Eiterung. Die gangränösen Parthien stiefsen sich alsbald ab und die Wunde schlofs sich in kurzer Zeit. Einige Steifheit der Finger war anfangs zurückgeblieben, verschwand jedoch auf die Anwendung von erweichenden Bädern und fettigen Einreibungen im Verlaufe der nächsten Woche.

Wenn in Bezug auf die vorstehende Beobachtung die Behauptung aufgestellt werden kann, dafs die Tamponade mittelst des Badeschwammes erst dadurch wirksam geworden sei, dafs durch die mehrmalige Unterbindung der Gefäfse die Kraft des Blutstromes geschwächt worden war, so giebt die nachfolgende Krankengeschichte den Beleg, dafs durch diese Methode der Tamponade unter sehr schwierigen Verhältnissen arterielle Blutungen aus Gefäfsen der vierten Ordnung gestillt werden können, auch wenn die Kraft des Blutstroms noch durch keine Obliteration der verwundeten Gefäfse und ihrer Stämme geschwächt ist. **W.**

IX.

Arterielle Blutung aus der durch einen Sensenhieb verwundeten Arteria tibialis postica.

(Krankengeschichte aufgenommen von Herrn Winther aus Oberbeerbach.)

Joh. Watz, 18 Jahre alt, wurde 14 Tage vor seinem Eintritte in das akademische Hospital an der innern Fläche des mittlern Theiles des Unterschenkels durch einen Sensenhieb verwundet. Die Wunde hatte eine Länge von etwa 1″ und erstreckte sich in der Richtung der Tibialis postica hin. Es entstanden sehr bedeutende Blutungen, welche ein Quacksalber auf dem Lande theils durch eine schlecht geleitete Compression, theils durch sympathetische Mittel zu stillen suchte. Trotz dieser Versuche dauerte die Blutung fast ununterbrochen an, und noch bei dem Transporte in das Krankenzimmer des Hospitals gingen etwa 2 ℔ Blut verloren. Eine Tamponade mit Binden und Compressen, welche vorläufig angelegt wurde, da die hereingebrochene Dunkelheit die Anwendung eines andern Verfahrens schwierig machte, genügte nicht. Schon bei dem Drängen auf den Urin entstanden neue sehr bedeutende Blutungen und der Kranke vermied daher auf das Sorgfältigste jede Bewegung, selbst das Sprechen, weil er sie als Veranlassungen zur Wiederholung der Blutung fürchtete. Der Fufs und der Unterschenkel waren sehr bedeutend ödematös angeschwollen, das Gesicht und die Schleimhäute bleich, blutleer, der Puls schlug 115mal in der Minute. Der Schlaf war sehr unruhig, durch häufige Zuckungen und lebhafte, ängstliche Träume unterbrochen, der Durst unlöschbar. Der Kranke klagte über Sausen und Rauschen vor den Ohren, Funkensehen u. s. w.

Die Unsicherheit, ob wirklich die Tibialis postica, oder ein beträchtlicher Ast derselben, oder der Peronea verletzt sei, mufste die Unterbindung jenes Gefäfses eben so unsicher, als die beträchtliche ödematöse Anschwellung des Unterschenkels sie schwierig machen. Es wurde daher am Morgen nach dem Eintritte des Kranken in das Hospital die Tamponade vermittelst des Badeschwammes beschlossen und nach der vorbeschriebenen Methode ausgeführt, und die Unterbindung der Cruralarterie, als weiteres Hülfsmittel, wenn die Tamponade nicht genügen sollte, vorbehalten. Einstweilen wurde aus Vorsicht nur ein Tourniquet locker über der Cruralarterie befestigt. Innerlich wurden Säuren gegeben, dem Kranken nur kleine Quantitäten eines säuerlichen Getränkes zur Betäubung seines Durstes erlaubt und Tag und Nacht kalte Umschläge auf die Wunde gemacht. An den folgenden Tagen traten wiederholte Blutungen aus der Nase ein, Beweise der Armuth des Blutes an festen Bestandtheilen und die früher angedeuteten Symptome des Erethismus und der Anämie dauerten fort. Durch den Fortgebrauch der Säuren, durch China, eine nährende, nicht erhitzende Kost suchte man die Mischung des Blutes zu verbessern. Der Verband blieb vom 4.—11. Juli unverändert liegen und wurde nur, da die Binden durch Abschwellen des Gliedes locker geworden waren, durch neu aufgelegte Binden fester angezogen. Als an diesem Tage die Binde entfernt wurde, zeigte es sich, dafs die Blutung vollkommen stand. Die Wunde war nicht mehr wie bisher mit blutigen, schwammigen Granulationen ausgefüllt, sondern hatte sich in einen eiternden Fistelgang verwandelt, der sich gegen die Wade hin erstreckte. Die Eiterung aus diesem Fistelgange war anfangs dünn und wässerig, wie es bei dem anämischen Zustande des Kranken kaum anders sein konnte, besserte sich aber nach und nach, wie sich die Kräfte bei reichlicherer Ernährung und dem Fortgebrauch der China wieder hoben. Es wurde nun ein Druckverband angelegt, unter dessen Hülfe die Wunde am 24. Juli geschlossen war. Die anfangs noch erschwerte Beweglichkeit der verwundeten Extremität stellte sich sehr bald wieder her. —

Zu den vorstehenden Beobachtungen, die eigentlich Nichts bisher Unbekanntes darbieten, habe ich nur Weniges hinzuzufügen. Der übereinstimmende Erfolg des in ihnen angewendeten Hülfsmittels soll nur zeigen, wie ein einfaches Mittel sich oft da noch hülfreich erzeigt, wo die kunstgemäfs angezeigten durch zufällige Verhältnisse unanwendbar sind, oder im Stiche gelassen haben.

Ueber die Schwierigkeit, arterielle Blutungen aus dem Handteller zu stillen, sind alle Beobachter einig, nicht so über die Mittel gegen dieselben und die Reihenfolge ihrer Anwendung. Allgemein ist man darüber einverstanden, nur bei Blutungen aus dem oberflächlichen Handbogen und auch da nur dann in der Wunde selbst zu unterbinden, wenn diese noch nicht durch Entzündung und Anschwellung verändert und hinreichend grofs ist, um die blutenden Gefäfsmündungen sehen zu können. Die Lage des tiefern Handbogens macht es ganz unmöglich, die Gefäfse desselben behufs einer Unterbindung aufzusuchen. Dieselben können daher nur dann in der Wunde selbst unterbunden werden, wenn durch dieselbe Haut und Sehnen vollständig getrennt sind. Ebenso ist man dahin einverstanden, dafs enge, oder verschwollene Wunden des Handtellers, nicht behufs der Unterbindung erweitert werden sollten, die Festigkeit und geringe Beweglichkeit der Haut des Handtellers, die grofse Zahl von Schleimbeuteln und Sehnen, und die geringe Sicherheit, das verwundete Gefäfs zu bestimmen, würden dieses Verfahren eben so schwierig als unsicher machen. Von hier an aber weichen die Ansichten auseinander, ob in einem solchen Falle zunächst die Tamponade, und nach welcher Methode, und erst wenn jene misslückt die Ligatur versucht werden solle, oder ob man sogleich zur Ligatur, allein für sich, oder gleichzeitig mit der Tamponade schreiten, oder die letztere erst dann, wenn auch die Ligatur kein Resultat gegeben hat, anwenden solle. Eben so verschieden sind die Ansichten darüber, welches von den beiden Gefäfsen, welche die Handbogen bilden helfen, die Radialis oder Ulnaris, zuerst zu unterbinden sei.

Da in der gröfsern Zahl der Fälle, in welchen Blutungen aus dem Handteller zu stillen sind, nicht alle Vorkehrungen zur Ligatur sogleich zur Hand sind, so bedingt die Nothwendigkeit in den meisten derselben die wenigstens vorläufige Anwendung der Tamponade als Nothbehelf. Aber schon eine flüchtige Durchsicht der zahlreich vorliegenden Beobachtungen beweist, wie unsicher die Wirkung der nach der gewöhnlichen Methode (Schliefsung der Wunde, Compressen, Longuetten längs der Armarterien, Einwicklung von den Fingern aus) ausgeführten Tamponade ist. Gewöhnlich hat diese, während die Blutung fortdauert, nur zur Folge, dafs eine sehr grofse Empfindlichkeit sich einstellt, dafs Entzündung, Geschwulst, Oedem und selbst Brand entstehen, wodurch, neben andern Nachtheilen, der Gebrauch wirksamerer Hülfsmittel nur erschwert werden kann. Schwerlich möchte der Vorschlag Hyrtl's, zur Tamponade die Hand über eine Kugel zu binden, bessere Resultate geben. Jedem Praktiker ist es bekannt, wie unerträglich auf die Dauer diese Haltung der Hand ist und wie sehr durch dieselbe, wenn sie durch festangezogene

Binden erzwungen wird, die Ausbildung neuralgischer und entzündlicher Zufälle begünstigt wird. Auch die Methode von Pétrequin, nur die Schlagadern des Vorderarms vermittelst prismatischer Compressen und biegsamer Schienen zu comprimiren, ohne gleichzeitig die Wunde zu tamponiren, kann ich nicht für zweckmäfsig halten, trotz dem dafs er einige glückliche Beobachtungen für seine Methode anführt. Es ist zu bezweifeln, dafs diese Arterien sich stets hinreichend werden comprimiren lassen um nur die Blutung zu stillen. Es ist bekannt, wie oft die Blutung fortdauert, trotz dem, dafs aufserdem die Arterien vermittelst Longuetten comprimirt sind, auch noch die Wunde selbst vermittelst Compressen tamponirt ist. Jedenfalls müfste, um eine einigermafsen sichere Wirkung zu erhalten, der Druck sehr stark sein. Wie nachtheilig aber ein solcher Druck werden kann, hat die Behandlung der Brüche am Vorderarme, wenn die Knochen durch zu weit nach vorn gehende Longuetten aus einander gehalten werden sollen, oft genug zum Schaden der Kranken gezeigt. Da der Zwischenknochenraum sich nach vorn sehr rasch verengert, so ist der Druck, den diese Longuetten ausüben, immer ungleich und sie platten nicht allein die Arterien ab, sondern auch die Venen und quetschen die Nerven. Oedem, unerträglicher Schmerz, Steigerung der Entzündung, die in den ödematös geschwollenen Parthien sehr leicht in Brand übergeht, sind fast nothwendige Folgen. Diese Methode der Compression ist daher gewifs noch unsicherer als die gewöhnliche Tamponade der Wunde, und auch diese kann nur als augenblicklicher Nothbehelf benutzt werden. Auch die verschiedenen Compressorien gegen Blutungen aus dem Handteller, von Gräfe, Struve u. A., haben meiner Ansicht nach wenig praktischen Werth; sie sind nicht in den Händen der Praktiker und werden nie, wie alle nur zu ganz speciellen Zwecken dienende Instrumente, von denselben in allgemeinere Anwendung gezogen werden. Die Praxis verlangt allgemein anwendbare und nicht solche Hülfsmittel, welche nur einigen begünstigten Collegen erreichbar sind. Aufserdem aber sind diese Compressorien überhaupt noch nicht praktisch erprobt, und es ist sehr zu bezweifeln, dafs ihr fester Druck in einer entzündeten und nervös gereizten Wunde werde ertragen werden, während es mir unzweifelhaft ist, dafs die wesentlichen Vorzüge ihrer Wirkung, die Beschränkung des Druckes auf eine kleine Stelle, während die Cirkulation in der übrigen Hand frei bleiben soll, auch durch einen kegelförmigen wohlgeordneten Tampon erreicht werden kann.

Wenn auch sonach die auf die gewöhnliche Weise ausgeführte Tamponade kaum die Anforderungen an einen einstweiligen Nothbehelf zu erfüllen vermag, so genügt die nach der oben angegebenen Methode ausgeführte Tamponade mit dem Badeschwamm nicht allein diesem Zweck, einstweilen, bis bessere Hülfsmittel vorbereitet sind, die Blutung zu stillen, sondern sie vermag auch derselben dauernd und sicher Herr zu werden, wie die beiden vorstehenden Beispiele, denen ich einige aus frühern Jahren hinzufügen könnte, beweisen. Zur sichern Zweckerfüllung ist es jedoch erforderlich, dafs sie genau ausgeführt werde, dafs ein kleines Stückchen fest zusammengedrückten Schwammes tief in den Grund der von Gerinseln gereinigten Wunde eingeführt werde, worauf gröfsere Stücke kommen, welche jene vollständig ausfüllen und einen vorragenden Pfropf bilden, der von der Binde fest in die Wunde angedrückt werden kann, ohne die Umgebung viel zu belästigen. Der zusammengedrückte Schwamm quillt in der Wunde, legt sich dicht an die Ränder derselben an, saugt sich gleichsam fest und gewährt mit seinen zahlreichen Spitzen eben so viele Befestigungspunkte für den Thrombus, der die Arterienwunde schliefsen mufs. Er übertrifft in diesen Eigenschaften alle andern Materialien, welche bis jetzt zur Tamponade von Wunden gebraucht worden sind, Leinwand, zusammengedrehte Charpie, die dichten festen Baumwollenbourdonnets (Socquet), Zunderschwamm u. dgl. Erst die Eiterung löst den Schwamm, es darf daher auch kein Versuch gemacht werden ihn früher zu entfernen, ehe er von Eiter gänzlich durchdrungen ist. Es versteht sich von selbst, dafs ein Gehülfe die Brachialarterie, so lange bis der Verband völlig geordnet ist, comprimirt, dafs das Glied, Arm oder

Fufs, vollständig eingewickelt werden mufs und dafs es der Vorsicht entspricht, ein Tourniquet locker befestigt anzulegen. Longuetten längs des Verlaufs der Arterien zu legen möchte an der untern Extremität ganz wirkungslos sein und an der obern, ohne bedeutende Wirkung auf den Blutlauf, nur dazu beitragen, durch Druck auf die Nerven die Empfindlichkeit zu steigern. Gräfe (Bericht über das klinische chirurgisch-augenärztliche Institut der Universität zu Berlin, 1829 u. 1830) verwendet ebenfalls den Badeschwamm zur Tamponade bei Blutungen aus tiefen Wunden des Handtellers, jedoch, wie es mir scheint, auf eine weniger zweckmäfsige und sichernde Weise. Nachdem die Brachialarterie comprimirt ist, wird die Wunde gereinigt und durch fest angezogene Heftpflaster genau geschlossen, zunächst mit einer dünnen Compresse und dann mit einem über die Wundränder herüberragenden Stücke Meerschwamm gedeckt, das Ganze mit einer befeuchteten Binde angedrückt, Longuetten längs der Radialis und Ulnaris gelegt und der Arm von den Fingern an eingewickelt.

Welchen Vorzug diese Methode vor der gewöhnlichen Tamponade mit Compressen und Binden haben soll, vermag ich nicht einzusehen, da der Schwamm doch nur mittelbar durch eine Compresse hindurch auf die Wunde wirkt, also nur durch Druck von aufsen her, gleichwie eine Compresse. Dafs diese Methode auch häufig ihre Wirkung versage, giebt Gräfe selbst zu verstehen, indem er für diesen Fall sein Bügelcompressorium empfiehlt, vermittelst welches der Schwamm mit steigender Kraft gegen die Wunde angedrückt werden soll. Soll diese Tamponade also wirksam sein, so ist ein sehr scharfer Druck nothwendig, dafs dieser aber, trotz dem, dafs er zu heftigen Entzündung, Vereiterung, Brand und Nervenzufällen häufige Veranlassung giebt, öfters dennoch erfolglos bleibt, ist nur zu bekannt. Dagegen genügt bei unmittelbarer Applikation des Schwammes in die Wunde ein sehr mäfsiger Druck und dafs dieser, selbst wenn die Theile schon entzündet und die Nerven schon gereizt sind, ertragen wird, ergeben die beiden vorstehenden Beobachtungen, namentlich die erste, nach welcher die Schwammtamponade ertragen wurde und hülfreich blieb, trotz einer gleichzeitigen Neuritis eines benachbarten Nerven.

Eine weitere sich hier anreihende Frage bezieht sich auf die Wirksamkeit der Ligatur bei Blutungen aus dem Handteller, ihre Stellung zur Tamponade und die Wahl des zu unterbindenden Gefäfses. Die Natur der äufsern Verhältnisse bringt es mit sich, dafs die Ligatur gewöhnlich erst versucht wird, nachdem die Tamponade sich unwirksam erwiesen hat. Man sieht die Tamponade als das leichtere, mehr bereite, die Ligatur als das eingreifendere, mehr Vorbereitungen erfordernde Mittel an und schickt deshalb jene dieser voraus. Rationeller ist jedoch, wenn die Tamponade nicht auf eine Zuversicht erweckende Weise ausgeführt werden kann, der umgekehrte Weg, zuerst zu unterbinden und dann zu tamponiren. Da bei engen Wunden des Handtellers nicht in der Wunde selbst unterbunden werden kann, so ist man genöthigt, entfernt von dieser, zwischen ihr und dem Herzen die Ligatur anzulegen. Diese Ligatur ist jedoch unter allen Verhältnissen und namentlich an einer Stelle, an welcher so nahe liegende und starke Anastomosen das Blut beinahe gleich stark von der Peripherie als von dem Herzen her zuführen, zumal wenn schon einige Zeit vergangen ist und die Entzündung die Congestion verstärkt hat, ein sehr unsicheres Mittel. Man hat diese entfernte Ligatur nach Analogie der Operation der Aneurysmen angewendet, ohne zu bedenken, dafs nicht gleiche Verhältnisse obwalten. Bei diesen genügt eine Schwächung der Blutströmung zur Heilung, während bei den Arterienwunden eine völlige Unterbrechung gefordert wird. Bei jenen kann der Zweck erreicht werden, wenn das Blut genöthigt wird durch kleinere Aeste und Capillarien hindurchzugehen, um wieder zu dem Sacke zu gelangen; bei diesen dagegen dauert die Blutung fort, wenn auch das Blut durch die Handbögen hindurchgehen mufs, um zur Wundstelle zu gelangen. Die Kraft des Blutstroms wird jedoch durch diesen Umweg so geschwächt, dafs es nunmehr auch einer früher unwirksamen Tamponade gelingen kann, die Blutung zu bemeistern. Richerand (Grundrifs der neuen Wundarzneikunde, 5. Th.)

unterband wegen Blutung an der Hand die Brachialis. Die Blutung stand anfangs, kehrte aber später wieder, jedoch so schwach, dafs sie nunmehr durch Druck, der vorher wirkungslos war, gestillt werden konnte. Ebenso Blasius (klin. chir. Bemerkungen, Halle 1832), wegen einer Blutung aus der Ulnaris, die in der Nähe des Handgelenkes verwundet war. Die Blutung stand 11 Tage lang, kehrte dann auf einen Schreck wieder, stand aber von neuem bei leichtem Druck. A. Cooper (Vorlesungen etc. von Tyrrel, 3. Bd.) giebt den Rath, bei Verwundungen im Handteller zuerst die Arteria ulnaris zu unterbinden und wenn die Blutung nicht steht, zuerst wieder zu tamponiren, ehe man die Radialis unterbindet.

Zur Wahl des zu unterbindenden Gefäfses haben drei Rücksichten geleitet : die Lage der Wunde, die hiernach auf Verletzung des tiefern, von der Radialis, oder des oberflächlichen, von der Ulnaris hauptsächlich gespeisten Handbogens schliefsen läfst; die Untersuchung, ob ein Druck auf die Radialis oder Ulnaris die Blutung unterbricht; so wie endlich die Berücksichtigung der absoluten Gröfse der zu unterbindenden Gefäfse. So soll die Ulnaris zuerst unterbunden werden, wenn die Wunde mehr in der Mitte des Handtellers, oder nach dem Ulnarrande zu sich befindet, dagegen die Radialis, wenn die Wunde über der Mitte und nach dem Mittelhandknochen des Daumens zu liegt. Genügt die Unterbindung des einen Gefäfses nicht, so soll später auch noch das zweite, oder der Hauptstamm, die Brachialis, unterbunden werden. Es ist jedoch zur Genüge bekannt, dafs auch diese bilateralen Unterbindungen, sowie die entfernte Ligatur der Brachialis bei weitem nicht immer eine sichere und dauernde Stillung der Blutung zur Folge haben. Sehr oft steht die Blutung nach der Unterbindung des einen oder beider Gefäfse zwar eine Zeit lang, kehrt aber nach einigen Tagen wieder, sobald die Collateralgefäfse sich ausgedehnt haben. Gerade nach Bilateralligaturen kehrt die Blutung oft noch sehr spät zurück, wahrscheinlich erst nachdem die Anastomosen mit der Zwischenknochenader sich hinreichend ausgedehnt haben.

Oft führt eine anomale Mediana Blut zu den Handbögen und vereitelt die Wirkung der bilateralen Ligatur, oft auch haben sich, wenn die zweite Ligatur erst spät versucht wird, die Collateralgefäfse schon so erweitert und sind durch die entzündliche Congestion so gefüllt, dafs hierdurch die Wirkung jener, sowie die der Unterbindung der Brachialis, neutralisirt wird.

Läfst sich aber durch die entfernte Ligatur überhaupt nur eine Schwächung der Kraft, mit der das Blut ausfliefst, aber keine gänzliche Unterbrechung der Blutung, so wenig als Verschliefsung aller der Wege erreichen, auf welchen das Blut zu der Wunde gelangt, so ist es natürlich die Wege zu verschliefsen, auf welchen das Blut in der gröfsten Menge und am direktesten zufliefst. Gewifs ist es daher vollkommen praktisch, mit A. Cooper stets die Ulnaris, als das gröfsere von beiden Gefäfsen, zu unterbinden, wenn nicht ein Druck auf die Radialis die Blutung gänzlich, oder doch wenigstens vollständiger, als ein Druck auf die Ulnaris unterbricht.

W.

Die Folgen gewaltsamer Einrichtungsversuche veralteter Luxationen des Oberarms sind hinreichend bekannt und vielfach, u. A. von Froriep (veraltete Luxationen vom Standpunkte der Chirurgie- und Medicinalpolizei betrachtet), beschrieben. Die Kenntnifs von dem möglichen Eintritte dieser üblen Folgen mahnt den behandelnden Arzt, bei seinen Reductionsversuchen nicht über ein gewisses Mafs von Kraftentfaltung hinauszugehen. Weniger ist man jedoch darauf gefafst, nach einfachen, frischen und ohne alle Schwierigkeit wieder eingerichteten Oberarmluxationen ähnliche Nachkrankheiten entstehen zu sehen, als sie gewöhnlich nur nach gewaltsamen Versuchen zur Einrichtung veralteter Luxationen erwartet werden. — Verletzungen der Gefäfse, der Venen und Arterien des Plexus brachialis, falsche Aneurysmen, Verjauchungen des

Zellgewebes in der Axilla, oder Verletzungen der Nerven, Zuckungen und Lähmungen des Armes, sind diejenigen üblen Ereignisse, welche am häufigsten nach gewaltsamen Reductionsversuchen veralteter Luxationen beobachtet wurden. Dieselben Zufälle können jedoch auch einzeln oder mehrere derselben zusammen eintreten, wenn der Gelenkkopf nur eine ganz kurze Zeit ausgerenkt war und ohne Schwierigkeit und ohne dafs ungeschickte Gewalt angewendet wurde, wieder in seine normale Stellung zurückgebracht worden ist. Ein Beispiel sehr complicirter Nachkrankheiten giebt die 219. Beobachtung bei A. Cooper (a Treatise on dislocations and fractures of the joints, edited by B. Cooper, 1842). Erst einige Tage nach einer gewaltlosen Einrichtung des Oberarms, während welcher die Kranke, eine alte Frau, sich durchaus wohl zu befinden schien, mit Ausnahme, dafs Gefühl und Bewegungsfähigkeit geschwächt blieben, entstand Geschwulst des Oberarms, ähnlich der bei einer Phlegmasia alba, ein Abscefs erhob sich in der Axilla, der langsam wuchs und erst nach 2 Monaten aufbrach und nebst Jauche etwas coagulirtes Blut entleerte. Am nächsten Morgen darauf entstand plötzlich eine sehr heftige Hämorrhagie, der die Kranke unterlag. Die Sektion zeigte, dafs der hintere Theil der Axillararterie zerrissen war. A. Cooper vermuthet, dafs die Arterie vorher schon krank, rigide, gewesen sei, obwohl die Sektionsgeschichte hierüber keine nähere Auskunft giebt. In der vorstehenden, A. Cooper entlehnten Krankengeschichte. sind fast alle die üblen Ereignisse vereinigt, welche als Folge von Luxationen eintreten können, nämlich Lähmungen des Gefühls und der Bewegung, Zellgewebsverjauchungen, sekundäre Blutungen, welche den Tod nach sich zogen. Beispiele dauernder Lähmung des ganzen Arms, oder einzelner Muskeln, des Deltoideus, nach leicht eingerichteten Luxationen finden sich bei Desault (chir. Nachlafs Bd. I), jedoch gehört nur die zweite Beobachtung eigentlich hierher, da nur bei ihr es sich um die Nachfolgen einer ganz gewaltlos wieder eingerichteten frischen Luxation handelt. Schon am dritten Tage war die Lähmung vollständig, am 16. Tage jedoch mit Hülfe flüchtiger Einreibungen wieder gehoben. Ihr schliefst sich die nachfolgende eigene Beobachtung an, bei welcher jedoch die Lähmung viel mehr veraltet, vollständig und defshalb auch die Hülfe weniger leicht war.

X.

Unvollständige Lähmung des Gefühls und der Beweglichkeit und Atrophie des rechten Armes, Contractur der drei äufsern Finger; Schwerbeweglichkeit und Verbildung des Zeigefingers und des Daumens.

(Krankengeschichte aufgenommen von Herrn Mertens aus Düsseldorf.)

Ph. Hartwig, 61 Jahr alt, will bis zu seinem 58. Jahre stets gesund gewesen sein. In dieser Zeit stellten sich, ohne jetzt noch nachweisbare Ursache, Schmerzen in dem Tibiotarsalgelenke, Schwere, Taubheit, Müdigkeit in den Schenkeln ein. Später wurde der kleine Finger der rechten Hand unter zeitweisen schiefsenden Gefühlen contrahirt. Vor einem Jahre luxirte sich Patient den rechten Oberarm, der jedoch mit Leichtigkeit wieder eingerichtet wurde. Die Stellung, welche der luxirte Gelenkkopf einnahm, konnte von dem Kranken nicht näher angegeben werden. Unmittelbar nach der Wiedereinrichtung konnten alle Bewegungen mit dem Arme wieder ausgeführt werden, sehr bald aber wurde der Arm in raschem Fortschritte immer mehr lahm, gefühllos und mager. Bei dem Eintritte des Kranken in das Hospital ist der ganze Arm sehr mager, kühl, gefühllos; die Finger und die Hand sind hyperämisch, blau gefärbt, ödematös, fast gänzlich gefühllos und steif. Der Arm ist gestreckt, seine Muskeln sind gespannt, so dafs er weder im Ellenbogen, noch in dem Handgelenke gebeugt und nur sehr wenig von dem Leibe abducirt, oder vor- und rückwärts bewegt werden kann. Die drei äufsern Finger sind vollständig unbeweglich und in die

Hand eingeschlagen, der Zeigefinger und der Daumen sind in Folge einer Verwundung verkrüppelt, dabei Ameisenkriechen und zeitweise periodisch schiefsende Schmerzen im Arme. —

Die Behandlung bestand anfangs im Gebrauch flüchtiger Einreibungen, Frottiren und Massiren des ganzen Arms, fliegender Blasenpflaster auf die Schulter, Einwicklungen in Kammwolle, und dem innern Gebrauche der Tinctura Colchici mit Tinctura Guajaci. Als sich hierauf die Hyperämie und ödematöse Anschwellung des Arms, die Kälte und die schiefsenden Schmerzen etwas verloren, sowie Gefühl und Beweglichkeit etwas gebessert hatten, wurde der Electrogalvanismus vermittelst eines Faraday'schen Rotationsapparates in Anwendung gebracht, und der Arm seiner ganzen Länge nach mit aromatischen Cataplasmen bedeckt.

Der Erfolg dieser bis zum 2. Juli fortgesetzten Behandlung war, dafs die blaue Färbung, die Kälte und Gefühllosigkeit des Arms beinahe gänzlich verschwanden und dafs derselbe wieder an Fülle und Kraft zunahm. Die Contraction der Finger verlor sich und die Beweglichkeit stellte sich so weit wieder her, dafs nicht allzu kleine Gegenstände erfafst, festgehalten, die Hand zum Munde und auf den Kopf gebracht werden konnte. Der Kranke erklärte sich mit diesem Resultate zufrieden und verliefs das Hospital.

Wenn auch die Aufeinanderfolge der Erscheinungen beweist, dafs die Verrenkung nicht die alleinige Ursache der verschiedenen Aeufserungen gestörter Innervation in dem Arme war, so gab sie doch ohne Zweifel die Veranlassung, dafs sich ein in dem Körper vorher schon bestehender (gichtisch-rheumatischer?) Krankheitsprozefs, der sich vorher schon durch Schmerzen in einzelnen Gelenken, Taubheit, Müdigkeit des Schenkels, schiefsendes Gefühl in dem kleinen Finger u. s. w. ausgesprochen hatte, nach jener Verletzung mit voller Energie der verletzten Extremität zuwendete. Dafür spricht auch, dafs von jener Zeit an die Gelenkschmerzen in der untern Extremität völlig aufhörten. Es schliefst sich hiernach diese Beobachtung der von A. Cooper oben citirten an, in welcher ebenfalls ein älterer krankhafter Zustand der verletzten Arterie angenommen wird. *W.*

XI.

Amputation in den Fufsknöcheln nach Syme.

Zur Amputation im Tibiotarsalgelenke nach der Methode von Syme fand sich im verflossenen Jahre zweimal Gelegenheit. Beide Amputationen verliefen glücklich.

Die erste Veranlassung ergab sich bei einem Eisenbahnarbeiter, Joh. Bieber, 41 Jahr alt, aus Erdhausen. Der Fufs war durch einen schwer beladenen Rollwagen völlig zerquetscht, die Haut des Fufsrückens abgerissen, an der Sohle geborsten, die Sehnen blofsgelegt, die äufseren Metatarsalknochen zersplittert. Die vierte und fünfte Zehe hingen nur noch durch dünne Hautlappen mit dem Fufse zusammen.

Nachdem der Kranke durch Chloroform betäubt war, wurde am Morgen nach der Verletzung (25. März), und ehe bedeutende Wundreaktion sich eingestellt hatte, die Amputation nach der Methode von Syme vorgenommen. — 26. März. Geringe Wundreaktion, stechende Schmerzen im Stumpfe, kalte Umschläge, innerlich Op. Gr. 1 mit Rheum Gr. 6. Bei dem Wechseln des Verbandes am 26. ergiebt es sich, dafs der gröfste Theil des Lappens brandig ist, ein Ereignifs, welches wir auch bei kleinern Wunden, bei denen Brand sonst nicht leicht zu befürchten ist, z. B. bei der Operation der Hydrocele, öfters beobachtet haben, wenn der Kranke vor der Operation mit Aether oder Chloroform betäubt worden war, eine Erfahrung, die mit den Angaben von Schuh über die Wirkungen der Aethernarcose übereinstimmt. Die Abstofsung des brandigen Theils des Lappens war am 30. März vollendet.

Die Wunde war bis dahin mit aromatischen Aufschlägen bedeckt, öfters mit Chlor gereinigt, und auch innerlich Chlorwasser gegeben worden. Es blieb nur etwa der vierte Theil des Lappens unzerstört, der natürlich bei weitem nicht hinreichte, die entblöfste spongiöse Knochenfläche zu bedecken. Von dem 1. April an stellten sich wiederholt Erscheinungen sekundärer Lymphgefäfsentzündungen ein. Mehrmals erschienen rosenartig entzündete Placken am Knie und an der Wade, die sich über einen gröfsern Theil des Unterschenkels verbreiteten und durch harte ödematöse Stränge unter der Haut mit einander verbunden waren. Jedesmal verschwanden diese Entzündungen bei sorgfältigem reinlichem Verbande der Wunde und dem Gebrauche erweichender Umschläge mit Bleiwasser. Nach und nach bildete sich jedoch in der Tiefe des Gliedes, unter den Wadenmuskeln eine gröfsere, schmerzhafte, harte Geschwulst, die sich endlich erweichte, geöffnet wurde und eine reichliche Quantität dünnen Eiters entleerte. Druckverband und aromatische Umschläge genügten, um diesen sehr grofsen Abscefs wieder zu schliefsen. Um die Vernarbung des Stumpfes zu begünstigen, wurde die Wundfläche vermittelst Uebergiefsung mit erweichtem Mutterpflaster mit einer luftdichten Decke versehen. Unter dieser Decke, die nur so selten als möglich gewechselt wurde, entwickelten sich von der spongiösen Knochenfläche, ohne dafs sich ein Theil derselben nekrotisch abgestofsen hätte, sehr reichliche Granulationen, welche rasch den Theil der Wunde, welcher nicht mit dem Reste des Fersenlappens bedeckt werden konnte, überzogen. Die Vernarbung ging, nachdem alle obigen Zufälle vorüber waren, rasch vor sich und die Narbe wurde fester, als nach so ungünstigen Vorgängen erwartet wurde. Der Kranke, der mit einem zweckmäfsig gearbeiteten Stiefel versehen wurde, lernte sehr bald wieder an einem Stocke gehen und die Narbe ist auch jetzt, $^1/_2$ Jahr nach der Entlassung aus dem Hospital, nicht wieder aufgebrochen.

Die Uebergiefsungen mit Wachs, um den Zutritt der Luft gänzlich abzuhalten, haben sich auch in diesem Falle, wie in vielen andern, als äufserst zweckmäfsig erwiesen um grofse, breite, runde Wundflächen rascher zur Vernarbung zu bringen und eine derbere Narbe zu bilden, als sie bei einfachem, nicht luftdichtem Verbande solcher Wunden erlangt zu werden pflegt.

Die zweite in diesem Jahr nach der Methode von Syme an dem 22jährigen Leinweber, G. Schäfer aus Obersensbach, ausgeführte Amputation bietet nur durch die Veranlassung der Krankheit, die zu ihr nöthigte, einiges Interesse, indem sie selbst durchaus regelmäfsig und günstig verlief. — Der Kranke litt seit seiner Jugend an Plattfüfsen, welche nach jeder Anstrengung schnelle Ermüdung und bei andauernder Bewegung Schmerzhaftigkeit zur Folge hatten. Als der Kranke vor 2 Jahren zur Musterung berufen worden war, hatte er nicht allein einen mehrstündigen Marsch zu machen, sondern überliefs sich auch, da ihn seine Füfse vom Militärdienste befreiten, einer etwas tumultuarischen Freude. In Folge dieser Anstrengungen bildete sich eine Entzündung in der Tiefe der Fufswurzel aus, die zuletzt zu Caries und Nekrose der meisten Fufswurzelknochen führte. Das würfelförmige und das Kahnbein sind in ihrer ganzen Ausdehnung entblöfst, hart, nekrotisch, die übrigen Knochen sind zum Theil weich, spongiös, mit Fungositäten bedeckt, mit der Sonde leicht zu durchbohren, cariös. Das Tibiotarsalgelenk scheint, obwohl die Knöchel etwas geschwollen sind, gesund zu sein. Bei der anatomischen Untersuchung des Fufses nach der Amputation ergab sich, dafs das Os cuboideum und naviculare in ihrer ganzen Ausdehnung nekrotisch, die Ossa cuneiformia, weich, spongiös, saftig, grofszellig, leicht mit dem Messer zu durchschneiden waren. Auch der Hals des Calcaneus und die untern Flächen des Talus waren cariös angegriffen.

Der Kranke verliefs, ungefähr 4 Wocheu nach seiner Aufnahme, das Hospital, ohne dafs bei der Heilung seiner Operationswunde ein bemerkenswerthes Ereignifs eingetreten wäre. Der sehr derbe Fersenlappen hatte eine dicke halbkuglige Anschwellung gebildet, an welcher sich ein einfacher Schnürstiefel sehr leicht befestigen liefs. Der Kranke ging leicht und ohne dafs man ihm seinen Verlust ansah, an einem Stocke. **W.**

XII.

Fibroid der Highmorshöhle; Exstirpation.

(Krankengeschichte aufgenommen von Herrn Hillebrand aus Giefsen.)

Ein Fibroid der Highmorshöhle wurde bei der 17jährigen Ch. Leib aus Krofdorf exstirpirt. Die Geschwulst hatte sich zwei Jahre vorher als ein kleiner harter Knoten über dem Eckzahn der rechten Seite gezeigt und war allmählig ohne beträchtliche Schmerzempfindung so gewachsen, dafs sie nunmehr äufserlich in der Gröfse eines kleinen Apfels hervorragte.

Die genauere Untersuchung der Wange nach dem Eintritte der Kranken in das Hospital liefs die Haut oberhalb der Geschwulst vollkommen gesund und beweglich erkennen; der Alveolarfortsatz war etwas verkürzt, seine vordere Wand zum Theil in die knöcherne Bedeckung der Geschwulst hineingezogen, die Zähne sind jedoch gesund und sitzen fest, bis auf einen Backzahn, der vor unserer Behandlung ausgezogen worden war, weil man vermuthete, dafs die beginnende Schwellung der Wange von ihm herrühren könnte. Die vordere Wand der Highmorshöhle war zwar aufgetrieben, doch nicht in dem Grade verdünnt, dafs sie mit dem Finger hätte niedergedrückt werden können. Es fehlte daher das Gefühl der aus- und einspringenden elastischen Knochenlamelle, welches Dupuytren (leçons orales, t. III, art. 1) als charakteristisch für diese in den Knochen entwickelten Geschwülste beschreibt. Das Gewölbe der Gaumenplatte war auf der kranken Seite etwas niedergedrückt, die rechte Seite der Nasenhöhle verengt, Beweise, dafs sich die Geschwulst eben so nach innen als nach aufsen entwickelt hatte.

Die Operation wurde in der Weise ausgeführt, dafs durch einen Schnitt längs des Nasenflügels zur Lippe und einen zweiten kleinern Schnitt vom Mundwinkel aus, ein dreieckiger

Lappen gebildet wurde. Nachdem dieser Lappen dicht von dem Knochen abgelöst war, wurde die Knochenkapsel mit einer Cockerell'schen Säge geöffnet und die Geschwulst mit einem Spatel herausgehoben. Ihr innerer Theil, der sich tief in die Highmorshöhle erstreckte, war ebenfalls mit einer dünnen Knochenlamelle und einer Schleimhaut überzogen, zum Beweise, dafs sich das Fibroid nicht auf einer der Oberflächen, sondern mitten zwischen den Lamellen des Oberkieferbeines entwickelt hatte. Die Wunde wurde vermittelst umschlungener Nähte vereinigt und heilte vollkommen per primam intentionem.

Die mikroscopische Untersuchung der Geschwulst bot nichts Aufsergewöhnliches dar. Sie bestand zum gröfseren Theile aus breiten Fasern und einfachen Kernzellen, welche von den concentrisch geordneten Fasern eingeschlossen waren.

Die Kranke wurde geheilt entlassen. ***W.***

So vielfach auch der Coxalgische Procefs gerade in der neuern Zeit Gegenstand der Untersuchung geworden ist, und so werthvoll auch die Ergebnisse dieser Bemühungen zur genauern Kenntnifs des Krankheitsbildes, des Verlaufes und zur Erklärung der einzelnen Erscheinungen sind, so zeigt doch eine gewissenhafte Beobachtung jeden Tag fast, wie viele Lücken die Auffassung der Erscheinungen noch darbietet und wie unsicher die Basis ist, auf welche manche Versuche zur Aufklärung der einzelnen Erscheinungen sich stützen. Die nachfolgenden Beobachtungen werden uns die Mittel geben, das eben Bemerkte zu erhärten.

XIII.

Unvollkommene anchylotische Steifheit des Hüftgelenkes; Hüftschmerz; consensueller Knieschmerz; keine Verschiebung der Beckenachsen; Atrophie der linken Hälfte des Beckens und der linken untern Extremität; sehr beträchtliche wirkliche Verkürzung derselben.

(Krankengeschichte aufgenommen von Herrn Hoffmann aus Giefsen.)

Die Krankheit begann vor 11 Jahren bei dem nunmehr 22jährigen C. R. aus Gelnhaar, aus Veranlassungen, die nicht mehr zu ermitteln sind, unter einem heftigen Fieberanfalle mit reifsenden, über die ganze Extremität verbreiteten Schmerzen, die mehre Tage unverändert anhielten. Erst am Abende des dritten Tages begann der Fufs zu schwellen und am Morgen des vierten Tages war die ganze Extremität, bis zur Hüfte hinauf, so wie auch der Penis und das Scrotum sehr bedeutend angeschwollen. Die Geschwulst war teigicht, gegen Druck nicht empfindlich und überall dunkel (bläulich-braun) gefärbt, wie mit Blut unterlaufen. Die Schmerzen dauerten in der Tiefe der Extremität fort, steigerten sich sogar und wurden namentlich durch Bewegungen vermehrt. Die Extremität wurde in Knie und Hüfte so stark gebeugt, dafs zuletzt die Ferse an der Hinterbacke anlag. In diesem, bei der Länge der seither verflossenen Zeit nicht weiter zu ermittelnden Zustande, verblieb die Krankheit trotz mannigfacher Kurversuche acht Wochen lang und besserte sich dann bei dem Gebrauche von Hausmitteln allmählig. Die Geschwulst verschwand zuerst, während die eigenthümliche Färbung der Haut lange zurückblieb, das Knie konnte nach und nach wieder gestreckt werden und nur in der Hüfte blieb der Schenkel gebeugt und schmerzhaft. Der Kranke lernte allmählig wieder, zuerst an zwei Krücken und später an einem Stocke herum gehen. Doch entwickelte sich bald nach der ersten Erkrankung eine neue, auf die Umgebung der Hüfte beschränkte Geschwulst, die endlich nach zwei Jahren aufbrach und eine Fistel bildete, die fortwährend viel Eiter entleerte. Im Verlaufe der nächsten Jahre entstanden noch zwei weitere Fisteln, welche sich bald schlossen, bald von neuem wieder aufbrachen. Bei dem Eintritte des Kranken in das Hospital war nur noch die zuerst entstandene Fistel offen. Von dem ersten Erkranken an blieb die Extremität in der Entwicklung zurück, sie wurde allmählig kürzer als die gesunde und der Gang demgemäfs immer beschwerlicher und hinkend. In dem 18. und 20. Lebensjahre des Kranken erfolgten, ebenfalls ohne nachweisbare Ursachen, neue Exacerbationen der Hüftgelenkentzündung, welche jedesmal mehre Wochen dauerten, worauf wiederum einige Besserung eintrat. Sechs Wochen vor dem Eintritte des Kranken in das Hospital exacerbirte die Entzündung zum viertenmale und jetzt erst zeigte sich consensueller Knieschmerz.

Bei der Untersuchung des gegenwärtigen Zustandes fällt zunächst die bedeutende Atrophie der ganzen linken untern Extremität, des Schenkels und der linken Beckenhälfte und die davon abhängende wirkliche Verkürzung auf. Die Beckenachsen sind nach keiner Richtung hin abgewichen und die Spinen stehen auf der einen Seite so weit von dem Trochanter entfernt, als auf der andern. Aus wiederholten, mit grofser Genauigkeit angestellten Messungen ergaben sich folgende Resultate:

	links	rechts
Breite von einem Condylus femoris zum andern	3″, 9‴	4″, 1‴.
Von der Kniekehle zur Oberfläche der Patella	3″, 9‴	4″, 1‴.
Von der Ferse zur Spitze der Zehen . .	9″, 2‴	9″, 8‴.
Von einem Knöchel zum andern . .	2″, 8‴	2″,10‴.
Von der Spina anterior zur Sohle der Ferse	33″, 5‴	37″, 2‴.
Von dem untern Rand der Patella zur Sohle	15″, 6‴	17″, 2‴.
Von dem Trochanter zur Spitze des Steifsbeins	6″, 9‴	7″, 4‴.

Die Extremität ist weder in der Hüfte, noch im Kniegelenke gebeugt und der Kranke geht, der beträchtlichen Verkürzung und der Schmerzen wegen, zwar hinkend, jedoch mit völlig aufgerichtetem Oberkörper. Die Bewegungen in dem Hüftgelenke sind jedoch sehr beschränkt; das Gelenk ist beinahe vollkommen anchylotisch, so dafs der Kranke den Fufs nur durch Drehung des Beckens und der Wirbelsäule vorwärts zu setzen vermag. Bei passiven Versuchen zur Abduction etc. werden die Hüftmuskeln nicht mehr gespannt, als sie es an und für sich schon sind. Jede Bewegung erregt jedoch bedeutenden Schmerz, sowohl in der Hüfte, als im Knie. Das Knie ist gegen Druck unempfindlich, wenn die Extremität so genau fixirt ist, dafs sich die Bewegung beim Drucke nicht auf das Hüftgelenk zu erstrecken vermag, jede Bewegung aber, die sich auf das Hüftgelenk fortsetzt, erregt beträchtlichen Schmerz in beiden Gelenken. Die Extremität ist abgemagert, nicht sehr schlaff, die Temperatur an der Hüfte nicht merklich erhöht, die Haut beweglich, nicht geröthet. Das Allgemeinbefinden ist ziemlich gut, der Kranke ist wohl genährt, seine Verdauung nicht gestört, das Fieber gering.

Die Behandlung bestand in Anordnung gröfstmöglicher Ruhe im Bette, wiederholter lokaler Blutentleerungen, Cataplasmen, Bädern, künstlichen Geschwüren vermittelst der Wiener Aetzpaste, Leberthran. Im Verlaufe der Behandlung traten mehrmalige Exacerbationen ein, welche den wiederholten Gebrauch der lokalen Blutentleerungen erforderten, auf deren Anwendung sich jedesmal die Schmerzen bald wieder verloren und die Beweglichkeit vorübergehend sich besserte. Trotzdem war, als der Kranke am 11. August entlassen wurde, das Hüftgelenk vollkommen anchylotisch, der Schmerz aber durchaus verschwunden. Die Maase der Extremität hatten sich, wie eine erneute genaue Messung ergab, nicht verändert.

Unterwirft man das in Vorstehendem nur in seinen Hauptzügen wiedergegebene Bild einer höchst chronisch verlaufenden Coxalgie einer nähern Betrachtung, so bieten sich alsbald mehrfache Abweichungen von dem gewöhnlichen Verlaufe der Krankheit dar.

Ungewöhnlich und auffallend ist schon die Entstehung und das erste Auftreten der Krankheit. Wenn auch nach 11

Jahren eine so genaue Ermittelung nicht mehr möglich war, als wir sie gewünscht hätten, so ist doch ziemlich unzweifelhaft, dafs die Symptome, welche das erste Auftreten der Krankheit begleiteten, Fieber, reifsende, über die ganze Extremität verbreitete Schmerzen, später Oedem, welches sich rasch über den ganzen linken Schenkel, das Scrotum und den Penis verbreitete, Blutunterlaufung, auf eine Erkrankung der Gefäfse, der Venen und Lymphgefäfse hinweisen. Für die Erkrankung resp. Entzündung der ersteren spricht aufser der mit Fieber verbundenen Entzündung, das auf die eine Extremität beschränkte, blutig gefärbte Oedem, und dafs auch die letzteren nicht frei blieben, wird dadurch bewiesen, dafs auch das Scrotum und der Penis an der ödematösen Anschwellung Theil nahmen. Die Verschliefsung der Lymphgefäfse mufs also bis zu den Stämmen hinaufgestiegen sein, welche die vom Scrotum herkommenden Aeste in sich aufnehmen. Die Contracturen in Knie und Hüfte beweisen theils die Heftigkeit der Entzündung, theils die Theilnahme der Fascien, Sehnen und Muskeln, wie sie bei lebhaften Entzündungen der Venen und Lymphgefäfse fast nie ausbleibt. Diese Gefäfsentzündungen verschwanden mit ihren nächsten Folgen wie es scheint mehr durch die Selbsthülfe der Natur, als durch die Unterstützung der Kunst. Auch die sekundäre Spannung der Fascien und Sehnen in der Kniekehle verlor sich von selbst wieder und nur an dem Hüftgelenke blieb eine Entzündung zurück, welche erst nach längerer Zeit in Abscedirung und Fistelbildung ausging und zuletzt, nach 11 Jahren, mit völliger Anchylose endete. Wie nun diese Entzündung von den primär ergriffenen Parthien auf das Gelenk übertragen wurde, ob pyämische Metastasen auf die Synovialkapseln stattfanden, oder ob die Entzündung nur einfach von den tiefern Lymphgefäfsstämmen sich auf die naheliegende Kapsel verbreitete, wie dieses an oberflächlich gelegenen Gelenken häufig der Fall ist, wage ich bei der Unvollständigkeit der ersten Mittheilungen über den frühern Krankheitsverlauf nicht zu entscheiden.

Während in dem vorliegendem Falle auffallender Weise die Stellung der Beckenachsen fast gar nicht verändert, und selbst die ursprüngliche bedeutende Beugung des Schenkels im Verlaufe der Krankheit in eine sehr unbedeutende übergegangen war, hatte sich, von dem ersten Auftreten des Leidens an, statt der sonst vorkommenden scheinbaren Verlängerung, eine sehr beträchtliche wirkliche Verkürzung ausgebildet. Dafs diese Verkürzung nicht das Resultat einer fehlerhaften Beckenstellung, der cariösen Zerstörung des Gelenkkopfes und der Pfanne, oder einer Luxation war, vielmehr nur von der Atrophie der ganzen untern Extremität abhing, ergaben die mit vieler Sorgfalt angestellten Messungen. Die Knochen waren von der linken Beckenhälfte an nicht allein kürzer, sondern auch zugleich dünner, wie namentlich die Vergleichung der Knöchel und Condylen zeigt. Wenn dieser Grund der wirklichen Verkürzung auch den Pathologen nicht ganz entgangen ist, so ist ihm doch nicht die Aufmerksamkeit geschenkt worden, die ihm in theoretischer und praktischer Hinsicht gebührt. Rokitansky beschreibt (path. Anat. II) die Veränderungen der Form und Stellung des Beckens, welche dasselbe, sobald der Schenkelkopf die Pfanne verlassen hat, sowohl bei Coxalgie, als nach traumatischen Luxationen erleidet, genau nach den Angaben, welche vor ihm Hulshoff (spec. anat. med. de mutationibus formae ossium vi externa productis, Amstelodami 1837) über diesen Gegenstand gegeben hat. Diese Angaben beschränken sich jedoch auf diejenigen Veränderungen am Becken, welche durch Luxationen bedingt werden und lassen diejenigen gänzlich unerörtert, welche an dem übrigen Theile der Extremität, und auch ohne dafs dieselbe ausgerenkt ist, im Gefolge des Coxalgischen Processes stattfinden. Für diese liefern die nachstehenden Notizen einen Beitrag.

Gewifs fehlt die wirkliche Verkürzung der Extremität aus mangelhafter Entwicklung bei keinem jugendlichen Coxalgischen, und wie die ganze Extremität schlaff, mager, fettlos, kurzum schlecht genährt erscheint, so sind es auch gewifs die Knochen derselben, und daher schmächtiger und kürzer. Gewöhnlich aber bleiben die wirklichen Verkürzungen aus mangelhafter Entwicklung unter den scheinbaren Maasveränderungen, Folge der Drehung der Beckenachsen, versteckt. In dem vorliegenden Falle fehlten ausnahmsweise die scheinbaren Maasveränderungen und andrerseits hatte die Atrophie und Verkürzung der linken Extremität, bei dem sehr langwierigen Verlaufe der Krankheit ein ungewöhnliches Maas (4″) erreicht. Jedenfalls sind die Verkürzungen und fehlerhaften Stellungen, welche aus dieser Atrophie hervorgehen, auch nach Ablauf der Krankheit durchaus unheilbar. Besonders hervorzuheben aber ist, dafs, während der Gelenkkopf nicht aus der Pfanne gewichen ist, sie sich nicht auf den Oberschenkel, Gelenkkopf und Pfanne beschränkt, sondern sich auch über das Becken und den Unterschenkel erstreckt, dafs die kranke Beckenhälfte schmäler bleibt als die gesunde, dafs sich also, auch wenn der Gelenkkopf nicht luxirt ist, ein schief verengtes Becken ausbildet. Wenn auch für den Mann sich hieraus kein weiterer Nachtheil, als hinkender Gang und compensirende Verkrümmung der Wirbelsäule entwickelt, so möchte doch dieser Umstand bei Begründung der Prognose chronisch verlaufender Coxalgien junger Mädchen nicht ohne Einflufs sein, und veranlassen, den coxalgischen Procefs so bald als möglich durch eine kräftige Behandlung zu unterbrechen. —

Die consensuellen Knieschmerzen, welche erst erschienen, nachdem die Krankheit 11 Jahre gedauert und die Extremität aus der gebeugten Stellung in die gestreckte übergegangen war, beweisen, wie wenig begründet die Versuche zur Erklärung dieser Erscheinung sind, welche man aus dem gespannten Zustande gewisser Muskeln, dem Drucke auf Nerven oder der besondern Lage, welche der Kranke anzunehmen gezwungen ist, abgeleitet hat. Unser Kranker konnte jede Stellung im Bette annehmen und lag gewöhnlich auf dem Rücken mit gestreckter Extremität, der Schmerz konnte also nicht, nach der Erklärung von Bonnet, aus der Spannung abgeleitet werden, welche die innere Seite der Kapsel des Kniegelenkes erleidet, wenn, wie gewöhnlich, der Kranke auf der gesunden Seite mit abducirtem Schenkel liegt. — Da der Oberschenkel kaum merklich gebeugt war, so konnte aber auch natürlich der Schmerz nicht aus der Spannung der Muskeln, des Rectus femoris (Coulson), des Psoas und Iliacus (Tyrrel, Stromeyer), und aus dem Drucke dieser gespannten Muskeln auf gewisse Nerven, den Saphenus superior (Tyrrel), den Obturatorius (Bell) erklärt werden. Bemerkenswerth ist vielmehr in dieser Beziehung, dafs der Schmerz erst erschien, nachdem die Extremität schon längst aus der gebeugten Stellung in die gestreckte übergegangen war. Es war durchaus unverkennbar, dafs der Knieschmerz mit dem krankhaften Zustande des Hüftgelenkes selbst in der unmittelbarsten Verbindung stand, da die leiseste Bewegung dieses, die unmöglich in den Muskeln- und Nervenstämmen des Obturatorius und Saphenus die geringste unmittelbare Veränderung setzen konnte, alsbald auf das Schmerzhafteste im Gelenke empfunden wurde. Wenn das Becken dagegen vollkommen fixirt und vor jeder Bewegung gesichert war, konnte man das Kniegelenk und den mittlern Theil des Schenkels bis zur Hüfte hinauf drücken, ohne dafs Schmerz im Knie entstand. Ich kann daher den Knieschmerz immer nur als eine Reflexerscheinung ansehen, die auf das Genaueste mit dem Erregungszustande des Hüftgelenks und namentlich der knöchernen Parthien desselben zusammenhängt. Damit steht in Uebereinstimmung, dafs der Knieschmerz, wenn auch die am häufigsten beobachtete und am genauesten bekannte Reflexerscheinung bei Coxalgien, doch bei weitem nicht die einzige ist. Unrichtig ist es schon, ihn auf das Knie, oder höchstens noch auf die Knöchelgegend und die Sohle, wie es in den meisten Handbüchern geschieht, zu beschränken, mehrfach wurden consensuelle Schmerzen auch in der Mitte des Schenkels und der Wade bei einigen in der ambulatorischen und stationären Klinik behandelten Kranken beobachtet. Aufserdem sind consensuelle Koliken, Blasenkrämpfe, schmerzhafter Spasmus des Blasenhalses, nicht selten. Bei einem unsrer Kranken, L. Hofmann aus Langsdorf, traten diese schmerzhaften Krämpfe des Blasenschliefsmuskels mit derselben Regelmäfsigkeit bei jeder Exacerbation der Hüftkrankheit ein, wie der consensuelle Knieschmerz. Einer der neuesten Schriftsteller über Coxalgie,

Schuh (Wiener Zeitschrift November 1847), leitet den Knieschmerz von direkter Reizung und Congestion der dem Hüftgelenk nahe liegenden Nerven, des Obturatorius, Cruralis und in seltenen Fällen auch des Ischiaticus, ab. Da der Obturatorius, der die Adductoren und den Gracilis mit sensitiven Fasern versorgt, und der Arteria obturatoria, die dem Krankheitsheerde die meiste Nahrung liefert, dem entzündeten Gelenke am nächsten liege, so könne jener durch Congestionen nach der Hüfte, oder, nach dem Kapseldurchbruche, durch die Jauche am leichtesten irritirt werden und vermittele daher auch am häufigsten an seinem peripherischen Ende, an der innern Seite des Knies, Schmerz und Krampf. Selten errege der N. cruralis, dessen sensitive Fasern gegen die vordere und innere Oberschenkelgegend, die Wade, bis zur grofsen Zehe sich erstrecken, consensuellen Schmerz und Krampf des Quadriceps. Noch seltener entstünde Schmerz in der Wade, der Ferse, dem Fufsrücken und den Zehen durch direkte Irritation des Ischiaticus, da die hintere Seite der Kapsel seltener der Sitz von Congestionen sei und das Zellgewebe an dieser Seite defshalb auch weniger leide. Aus dem gehinderten Rückflusse des Blutes bei hängender Haltung des Gliedes erklärt Schuh, warum der Knieschmerz oft erst auftritt, wenn der Kranke steht und geht. Wenn auch Schuh's Versuch zur Deutung der consensuellen Schmerzen bei Coxalgie sich mehr als eine der frühern durch den Stempel der Einfachheit zu empfehlen scheint, so genügt sie doch nicht, wie mir dünkt, zu einer vollständigen Erklärung der Thatsachen. Die Vermehrung der Schmerzen tritt nicht erst ein, wenn die Extremität eine Zeitlang herabgehangen und somit durch Erschwerung des Blutrückflusses zu Congestionen Veranlassung gegeben hat, sondern augenblicklich, bei jeder Bewegung der Hüfte und in jeder Stellung derselben, im Liegen so gut als im Stehen, und die leiseste, dem beobachtenden Auge nicht sichtbare Bewegung genügt schon vollkommen, um den consensuellen Schmerz zu erregen. Unrichtig, und gewifs nur zur Unterstützung der Theorie erfunden ist, dafs die hintere Seite der Kapsel weniger und seltener leide, als die vordere und innere, vielmehr sind es bekannte Thatsachen, dafs gerade ein Druck hinter dem Trochanter den unbestimmten Schmerz in der Hüfte und dem Knie am leichtesten hervorzubringen vermag, dafs in der Periode der Krankheit namentlich, in welcher die Beckenachse erhoben, das Bein adducirt ist und in welcher der auf das Knie beschränkte Schmerz am lebhaftesten zu sein pflegt, gerade die hintere Seite der Kapsel am heftigsten entzündet ist, dafs sie an dieser Seite am frühesten verschwärt und perforirt wird. Bekanntlich ist der Knieschmerz gewöhnlich schon vorhanden, wenn in dem äufsern Umfange des Gelenkes noch nicht die geringste Congestion und Geschwulst nachweisbar ist und nur in dem Centraltheil des Knochens eine Ablagerung besteht, während er häufig fehlt, wenn die Kapsel zuerst lebhaft entzündet und die ganze Umgegend des Gelenkes geschwollen ist. Auch in unserm Falle trat der Knieschmerz erst auf, als mit der Ausbildung der Anchylose die Entzündung sich auf das Innere des Gelenkes erstreckte, während er in den 11 Jahren der ersten Zeit des Krankheitsverlaufes vollkommen fehlte, in welcher der äufsere Umfang des Gelenkes so sehr geschwollen war und sich die Abscesse und Fisteln in der Nähe des Gelenkes oder in diesem selbst bildeten.

Die gestreckte Haltung der untern Extremität ist zwar bei chronischen Coxalgien keine ganz seltene Erscheinung, sie kommt jedoch gewöhnlich nur vor, wenn der Kranke von Anfang an auf dem Rücken liegend das Bett hüthet. In dem vorliegenden Falle jedoch ging die gebeugte Stellung ausnahmsweise in die gestreckte über, bei einem Kranken, dessen Behandlung in den 11 ersten Jahren seines Leidens durchaus sorglos war. *W.*

XIV.

Andauernde Verkürzung der linken unteren Extremität; Hinken in Folge einer ausgebreiteten Phlegmone und Vereiterung des Oberschenkels; spontane Luxation nach oben auf den Rand der Pfanne.

(Krankengeschichte aufgenommen von Herrn Finkenauer aus Worms.)

Ein Seitenstück zu der voranstehenden Beobachtung und ein weiterer Beweis, wie durch chronische Entzündungen während der Entwicklungsperiode des Körpers das Wachsthum einer ganzen Extremität in allen ihren Theilen und nicht blofs in den unmittelbar von der Entzündung ergriffenen Parthien, aufgehalten wird, giebt die nachfolgende Krankengeschichte.

W. Schäfer, 23 Jahr alt, Schneider aus Grofsalmerode, tritt wegen eines Panaritiums, von dem hier nicht weiter die Rede ist, in das Hospital. Er will in früherer Jugend stets gesund und nur an einem Kopfausschlage während einiger Wochen erkrankt gewesen sein. In seinem neunten Jahre wurde er von den Rötheln befallen, verliefs jedoch bei harter Winterkälte schon am achten Tage das Haus und erkrankte nun auf die bedenklichste Weise mit heftigem Fieber und lang anhaltenden Delirien. Zehn Tage später, als das Bewufstsein wiederkehrte, empfand Patient einen Schmerz in der linken Hüfte, der rasch so zunahm, dafs er ihm bald jede aktive Bewegung dieses Gelenkes untersagte; zugleich schwoll der Oberschenkel, weniger auch der Unterschenkel an und erreichte bald einen enormen Umfang; die Haut wurde dunkel geröthet und der Schmerz äufserst grofs. Auf den Rath von Freunden wurden einige Erbsen nach aufsen und unten auf die Haut des Oberschenkels gelegt und angedrückt, worauf sich daselbst, etwa nach dreiwöchentlicher Dauer des Uebels, die Haut öffnete und eine sehr bedeutende Quantität Eiter, ein Eimer voll, sich entleerte. Jetzt erst sah ein Arzt den Kranken und erklärte, das Hüftgelenk sei, wahrscheinlich in Folge unvorsichtiger Bewegungen (?) ausgerenkt und müsse eingerichtet werden. Wirklich liefs er von 4 Männern Extension und Contraextension ausüben und manipulirte selbst an dem Oberschenkel mit einem Handtuche. Nach ¼ stündiger Bemühung will Patient einen Ruck verspürt haben, wie wenn etwas einschnappe, verbunden mit einem für alle Anwesende hörbaren Geräusche, worauf sich die Schmerzhaftigkeit alsbald gemindert habe und passive Bewegungen einige Zeit später möglich geworden seien. Geraume Zeit trat nun keine weitere bemerkenswerthe Veränderung ein. Der Kranke konnte fortwährend ausgestreckt liegen; abnorme Beugungen und Rotationen scheinen sich nicht ausgebildet zu haben. Aus der Aufbruchstelle entleerte sich beständig viel Eiter. Später wechselten die Angehörigen des Kranken den Arzt, der sehr dem Trunke ergeben gewesen sei und oft nur gekommen wäre, um in dem Bette des Kranken seinen Rausch auszuschlafen. Der neue Arzt machte an dem mittlern und hintern Theile des Oberschenkels neue Einschnitte, aus denen sich wiederum viel Eiter entleerte. Später kam auch der Sohn dieses Arztes und erklärte, sein Vater habe übersehen, dafs das Bein ausgerenkt sei, die Pfanne müsse ausgebrannt werden (?), wozu die Eltern des Kranken die Zustimmung nicht gaben. — Da der Arzt hierauf wegblieb, so blieb der Kranke von nun an ohne ärztliche Behandlung, erholte sich jedoch, fing an zu gehen, anfangs an Krücken, hinkend, später an einem Stocke und zuletzt ohne solchen. Das Hinken nahm jedoch mehr und mehr zu.

Der Kranke ist ein kleiner, blafs aussehender Mensch. Er geht mit Leichtigkeit, jedoch hinkend und ermüdet leicht. Die linke untere Extremität kann nach Belieben gestreckt und gebeugt werden und ist offenbar sehr verkürzt. Eine genaue Vergleichung der Maase ergiebt, dafs die kranke Extremität von dem Becken an weniger entwickelt ist, als die gesunde. Der kranke Unterschenkel ist um 8‴, der Oberschenkel um 20‴, der Fufs von der Ferse bis zur Zehe um 3‴ kürzer als auf der gesunden Seite. Der Umfang des Beckens von der

Spina anterior der kranken Seite bis zu der Mitte der Symphysis ist ebenfalls links um 3''', von der Spina bis zu den Dornfortsätzen des Sacrums um 6''' geringer als rechts. Die Wirbelsäule ist S förmig gekrümmt, in den Lendenwirbeln nach rechts und hinten und in compensirenden Verkrümmungen bis zu den Halswirbeln. Nach des Patienten wiederholten Versicherungen sind diese Verkrümmungen allmählig und erst nachdem er wieder angefangen hatte zu gehen, entstanden. Sie sind also wohl nur als sekundäre compensirende Verkrümmungen nach der Verkrüppelung der untern Extremität zu betrachten. Eine Drehung der Beckenachsen wird nicht bemerkt, die beiden Darmbeinstacheln stehen durchaus in gleicher Höhe. Die Hüfte der kranken Seite ist mehr abgeflacht als die der gesunden, der Trochanter steht weniger hervor. Es ist leicht durch das Gefühl zu unterscheiden, daſs der Gelenkkopf beinahe unmittelbar auf dem Trochanter aufsitzt und daſs ein Schenkelhals fast nicht existirt. Es läſst sich eine kaum 3''' breite Furche zwischen dem Gelenkkopf und dem Trochanter durchfühlen. Der obere Rand des Gelenkkopfs steht in gleicher Höhe mit der Spitze des Trochanters. Die Form des Gelenkkopfes ist, wie sich ganz unverkennbar durchfühlen läſst, verändert. Er ist nicht mehr kuglich, sondern breit, flach, kuchenförmig, am Rande unregelmäſsig höckerig und besitzt eine merkwürdige Beweglichkeit. Er läſst sich so weit rotirend drehen, daſs die ganze der Gelenkhöhle zugewendete Fläche in Berührung mit den von vorn und hinten ihn umgreifenden Fingern kommt. Wenn die Ferse des Kranken auf einen festen Punkt, einen vorragenden Nagel z. B. gestellt wird, so kann die Spitze der groſsen Zehe in mehr als einem Kreise um diesen Mittelpunkt herumgedreht und die Zehenspitze ohne Verdrehung des Beckens vollkommen rückwärts gestellt werden. Ein Zug an den Knöcheln dehnt, wenn der Oberkörper fixirt wird, die linke Extremität leicht bis zur Länge der rechten aus; eine aufwärts stauchende Bewegung hat weniger Einfluſs auf das Maas. Die Bewegungen geschehen leicht und sicher, nur hinkt der Kranke stark und fällt bei jedem Schritte auf die kranke Extremität. —

Wenn auch in Betracht der langen Zeit, welche seit dem ersten Beginne der Krankheit vergangen ist, der damaligen Jugend unseres Kranken, dessen geringer Bildung, die ihn Manches sicherlich falsch auffassen liefs, nicht alle Einzelheiten seiner Erzählung ohne Weiteres als wahr und richtig aufgefafst angenommen werden können, so ist doch unzweifelhaft, dafs, ohne äufsere mechanische Veranlassungen, im Gefolge der Rötheln eine heftige Phlegmone des Oberschenkels entstand, die sowohl eine dauernde und wirkliche Verkürzung der Extremität, als eine merkwürdige Verbildung des Hüftgelenkes, mit gleichen Erscheinungen wie nach Verrenkungen, namentlich angebornen, hinterliefs. Die Entstehung einer solchen Phlegmone nach einem akuten Hautausschlage und ihr Uebergang auf das nahe liegende Gelenk sind so häufig, dafs ich es für überflüssig halte, mich hierüber zu verbreiten.

Die Verkürzung, welche nach dieser Entzündung zurückblieb, ist unzweifelhaft eine wirkliche, von einer Verkürzung des Knochengerüstes und nicht blos von einer abnormen Stellung des Beckens abhängig. Fehlerhafte Stellungen der Beckenachsen fehlen gänzlich. Die Ursachen der Verkürzung sind offenbar mehrfach, das Schwinden des Schenkelhalses, die Luxation und das Hinaufrücken des Trochanter, erklären sie zum Theil. Die genauen, zu wiederholten Malen genommenen Maase des Unterschenkels und des Beckens beweisen aber, dafs aufserdem eine mangelhafte Entwicklung der gesammten Extremität auf deren Längenverhältnifs eingewirkt hat, dafs nicht allein der Oberschenkel, sondern auch die Beckenhälfte der kranken Seite, der Unterschenkel und selbst der Fufs in ihrer Entwicklung, im Vergleiche zur gesunden Extremität, zurückgeblieben sind; dafs die stärkste Entwicklungshemmung zwar den Oberschenkel trifft, dafs aber auch der Unterschenkel und Fufs immer noch sehr deutlich wahrnehmbare Maasabweichungen zeigen. Es reiht sich also diese Beobachtung hierin der voranstehenden vollkommen an und wenn die Verkürzungen hier nicht eben so bedeutend sind, wie dort, so findet dieses wohl darin seinen Grund, dafs die Krankheit von kürzerer Dauer war und der Kranke früher wieder zu dem Gebrauche seines Gliedes gelangte.

Im höchsten Grade merkwürdig sind weiterhin die Verunstaltungen, welche das Hüftgelenk erlitten hat und die davon abhängigen Störungen seiner Funktion. Schwinden des Schenkelhalses, Abflachung des Gelenkkopfes, mangelhafte Befestigung desselben, so dafs er einem von unten her geführten Stofse nach oben ausweicht, sind Thatsachen, welche die Beobachtung unzweifelhaft herausgestellt hat und deren Folgen die Krankengeschichte mittheilt. Der Form des Gelenkkopfes hat die Pfanne unzweifelhaft sich angepafst, wenn es auch an dem Lebenden nicht möglich ist, ihre Formveränderungen direkt nachzuweisen. Alle diese Veränderungen haben sich bei einem jungen Menschen, dessen Hüfte früher nicht die mindeste Formabweichung darbot, im Gefolge einer entzündlichen Krankheit, ohne dafs irgend eine äufsere Gewalt das Gelenk getroffen hätte, ausgebildet. Die Folgen dieser Verunstaltung der Hüfte sind genau dieselben, wie nach nicht eingerichteten und namentlich nach angeborenen Luxationen, weil offenbar, wie bei diesen, eine ähnliche Verkrüppelung der knöchernen Gelenkparthien und ein Zustand der Bänder besteht, der dem Gelenkkopf einen gröfsern Spielraum gestattet. Wie bei einer angebornen Luxation läfst sich daher der verkürzten Extremität, wenn das Becken fixirt ist, durch einen leichten Zug die Länge des andern Fufses geben, oder noch etwas kürzer stauchen. Jeder Tritt treibt den Gelenkkopf höher an dem Becken hinauf. Der abgeflachte Gelenkkopf findet also in der gleichfalls flachen Pfanne nicht den nöthigen Stützpunkt, um der Last des Körpers, Zug und Druck zu widerstehen. Er weicht so weit aus, als das Kapselband und das Ligamentum teres (wenn es noch erhalten?) es gestatten. Dafs beide verlängert sind, wie bei dem angebornen Hinken, wird durch die grofse Beweglichkeit des Hüftgelenkes bewiesen. Da sie allein das Gewicht des Körpers zu tragen hatten, so nahmen auch mit der Dauer der Krankheit ihre

Verlängerung, die Beweglichkeit in der Hüfte und das Hinken zu.

In einem Falle wie dem vorliegenden, in welchem die Krankengeschichte nicht durch die anatomische Untersuchung vollendet und vervollständigt werden konnte, ist es schwer, sich mit vollkommener Gewifsheit darüber auszusprechen, ob die angegebenen Veränderungen der Funktionen von Luxation des Hüftgelenkes, oder von Verunstaltung desselben ohne gleichzeitige Ausrenkung abhängen. Wenn ich jedoch alle Umstände zusammenfasse, so halte ich es für ausgemacht, dafs wirklich eine Ausrenkung auf den obern Pfannenrand stattgefunden hat. Ich will unter die unterstützenden Momente nicht rechnen, dafs zwei von den Aerzten, welche den Krankheitsfall bald nach seiner Entstehung beobachteten, sich ebenfalls für Luxation aussprachen, dafs sie Versuche machten, den Gelenkkopf an seine Stelle zurückzuführen und dafs diese Versuche angeblich ein (vorübergehendes) Resultat gehabt haben sollen, denn es ist mir zu sehr bekannt, welcher Mifsbrauch mit dem Namen spontane Luxation getrieben wird und wie leicht selbst erfahrene Aerzte sich bei der Beurtheilung einer angeblichen spontanen Luxation und den Erfolgen orthopädischer Heilversuche getäuscht haben (Heine). Wichtiger ist, dafs die einer Luxation zukommenden Symptome sich ausgebildet haben, während die Beckenachsen, deren abnorme Drehungen sonst bei Hüftgelenkentzündungen den Anschein der Verrenkung bedingen, nicht im Mindesten von der normalen Stellung abgewichen sind; sowie dafs die jetzt bestehenden Erscheinungen genau dieselben sind, wie die einer angebornen Luxation, dafs namentlich der Gelenkkopf hinter dem Trochanter durch die magern Weichtheile der Hüfte hindurch vollkommen umgriffen werden kann und den Drehungen des Schenkels unzweifelhaft folgt, sowie dafs deutlich der Trochanter, ein Rest des Schenkelhalses und der abgeflachte Gelenkkopf und letzterer aufserhalb einer eigentlichen Pfanne unterschieden werden können. — Bekanntlich ist die Möglichkeit und das Vorkommen einer spontanen Luxation der Hüfte von Froriep u. A. neuerlich vielfach, theils aus physiologischen Gründen, theils weil ihre anatomischen Untersuchungen den Gelenkkopf noch in der Pfanne nachwiesen, wo man ihn ausgerenkt angenommen hatte, geläugnet worden. Diese Gründe beweisen aber nur, dafs diesen Beobachtern kein Fall von spontaner Luxation vorgekommen ist, nicht aber, dafs dieselbe überhaupt nicht möglich sei. Eine einzige hinreichend begründete Beobachtung des Gegentheils widerlegt die ganze Theorie.

Es ist eine ausgemachte Thatsache, dafs spontane, d. h. nicht traumatische Subluxationen, und selbst vollständige Luxationen an andern Gelenken, als der Hüfte, sehr häufige Folge chronischer Entzündungen sind. Besonders genau bekannt sind sie von dem Knie und die oberflächliche Lage desselben läfst den Mechanismus, wie sie hier zu Stande kommen, sehr genau verfolgen. Es wirken hier, ehe Caries und Verschwärung der Bänder hinzugetreten, 3 Momente : entzündliche Spannung und Contraction der Muskeln und Fascien, interstitielle Absorption der Gelenkköpfe, Abflachung derselben nach der Richtung hin, nach welcher sie andauernd gedreht sind, und endlich allmählige Ausdehnung der Kreuz- und Kapselbänder. Die permanente Spannung der Muskeln und Fascien ist die Kraft, welche die Gelenkköpfe aus ihrer normalen Lage bewegt und durch die Absorption derselben und die Dehnung der Bänder wird es möglich gemacht, dafs diese Bewegung sich bis zur Subluxation und vollständigen Luxation gestaltet, ohne dafs die Gelenkköpfe verschwärt und die Kapseln geöffnet sind.

Dafs der Gelenkkopf der Tibia nicht noch stärker sich um seine Achse dreht und nach hinten ausweicht, als man es gewöhnlich sieht, wird nicht durch die Festigkeit der Bänder, sondern nur durch die Insertionen der Gastrognemii verhindert. — Doch sah man oftmals auch die Subluxation sich in eine vollständige Luxation verwandeln, besonders nach unvorsichtig geleiteten Streckversuchen, seltener spontan. Doch kommt auch letzteres vor. Die hiesige pathologische Sammlung besitzt das Kniegelenk eines Mannes, der in früheren Jahren in dem akademischen Hospital behandelt wurde, und an welchem die Tibia 8″ hinter die Condylen des Femur im Gefolge einer Gonalgie ausgewichen ist. — Wenn nun an dem Hüftgelenke spontane Subluxationen nicht eben so leicht und häufig zu Stande kommen und erkannt werden, als an andern Gelenken, namentlich dem Knie, so liegt die Ursache nicht in der Erkrankung selbst, denn diese kann wesentlich dieselbe sein, sondern theils in der Form des Gelenkes, der tiefen Aushöhlung der Pfanne, welche den Gelenkkopf auf das Genaueste umfafst, der Stärke ihrer Bänder und der tiefen versteckten Lage, welche die Erkennung der wirklich eingetretenen Veränderungen schwieriger gestattet. Viel hat es zur Feststellung der spontanen Luxationen des Hüftgelenkes geschadet, dafs man sie früher viel häufiger annahm, als sie wirklich vorkommen, denn als man später erkannte, in welchen groben Fehler man verfallen war, beging man einen neuen, sie vollständiger zu läugnen, als es recht ist. Es ist nunmehr die Aufgabe, diesen Fehler zu verbessern und sorgfältig die Verhältnisse und Formen festzustellen, unter welchen diese spontanen Luxationen des Hüftgelenkes bei Erwachsenen sich ausbilden. Jeder Beitrag hierzu mufs bei dem bis jetzt noch mangelhaften Materiale willkommen sein. Die nachfolgende Zusammenstellung fremder Beobachtungen macht keinen Anspruch auf Vollständigkeit, sie enthält nur diejenigen, welche sich mir ohne vieles Nachsuchen gerade darboten und soll nur das Material liefern, theils um zu beweisen, dafs diese spontanen Luxationen, so schlecht sie auch gekannt, doch nicht so sehr selten sind, theils um die Mannichfaltigkeit der Veranlassungen und Formen darzuthun. Die ausführlichste Arbeit giebt Stanley (l. med. chir. transact. Vol. 24), es ist jedoch zu bedauern, dafs von den 7 Beobachtungen, welche er mittheilt, nicht alle von ihm selbst gemacht und mit hinreichender Genauigkeit dargestellt, sondern zum Theil aus Mittheilungen anderer Aerzte entnommen sind. Sie bieten jedoch auch in der Unvollständigkeit, in der sie gegeben sind, einen sehr beachtenswerthen Beitrag und einen Kern, an welchen sich die übrigen vereinzelten Beobachtungen zur vollständigern Begründung der Formen und ihrer Veranlassungen anreihen lassen.

Nach den beiden ersten Beobachtungen Stanley's kam die Dislokation bei Personen zu Stande, welche schon seit längerer Zeit an Lähmungen und schmerzhaften Krämpfen gelitten hatten. In dem ersten Falle bildete sich die Dislokation mit einemmale aus, nachdem die Krämpfe schon 4 Jahre gedauert hatten. Der Kranke fand eines Morgens plötzlich seine rechte Extremität so verkürzt, dafs er nur mit der Zehenspitze den Boden berühren konnte. Zugleich bemerkte er eine Geschwulst an dem obern und hintern Theile der Hüfte; 6 Monate später wurde die linke Hüfte unter gleichen Umständen ausgerenkt. In keiner Periode der Krankheit waren die Gelenke entzündet gewesen. Der Gelenkkopf war nach hinten und oben gewichen und seine Bewegungen konnten deutlich gefühlt werden, wenn man den Schenkel rollte. Der Trochanter stand grade nach rückwärts, der Abstand desselben von dem Gelenkkopf war der normale. Die Verkürzung des Schenkels war beträchtlicher wenn der Kranke stand als wenn er lag und stieg, bis zu 4'', indem das Becken sich zwischen den Gelenkköpfen herabsenkte. Der Kranke, der endlich von seinen Lähmungen ziemlich genafs, erlangte auch einen Theil der Kraft und Beweglichkeit der Hüfte wieder, indem sich durch Knochenausschwitzungen eine Art neuer Pfanne bildete. — Die zweite Beobachtung bei Stanley, ebenfalls Dislokation bei einem Hemiplegischen, ist zu unvollständig mitgetheilt, als dafs auf sie Werth gelegt werden könnte.

An diese Beobachtungen, nach welchen der Gelenkkopf also allmählig durch unwillkührliche Muskelbewegungen aus der Pfanne hervorgehoben wurde, reihen sich die merkwürdigen Fälle an, nach welchen diese Dislokationen selbst durch willkührliche Anstrengungen möglich waren und durch eben so willkührliche Bewegungen wieder reducirt werden konnten. Ich kenne hierüber zwei Beobachtungen. Die erste bei A. Cooper (on dislocations and fractures of the joints, 1844, p. 8). Ein 50jähriger, mit Asthma und Hernia behafteter Arbeiter in einer Sägemühle konnte sich nach Belieben die Hüftgelenke ausrenken, wenn er den Fufs stark nach einwärts drehte und im Knie leicht beugte. Die entgegengesetzte Bewegung brachte den Gelenkkopf wieder in die Pfanne zurück, die dann 1 bis 2 Tage ein wenig schmerzhaft blieb. Der Gelenkkopf trat jedesmal nach hinten und oben und der Schenkelhals blieb auf dem Pfannenrande. Es war dem Manne nicht möglich, eine andere Form von Dislokation, als die angegebene, hervorzubringen. Die Beweglichkeit des Gelenkes war jedoch so grofs, dafs er, ohne den Fufs auszurenken, die Zehen nach rückwärts stellen konnte. Eine Veranlassung dieses Zustandes war nicht bekannt; der Kranke erinnerte sich, die Fähigkeit zu willkührlicher Dislokation schon seit 26—28 Jahren zu besitzen. -- Die zweite Beobachtung willkührlicher Dislokation der Hüfte finden wir bei Stanley (l. c.). Ein 18jähriger Jahrmarktseiltänzer konnte, wenn er aufrecht stand, durch die Kraft seiner sehr entwickelten Muskeln sowohl den Gelenkkopf nach hinten ausrenken, als auch wieder in die Pfanne zurückbringen. Trotz dieser grofsen Beweglichkeit war das Gehen nicht unsicherer als bei Andern.

Eine zweite Reihe von Beobachtungen spontaner Dislokationen der Hüfte zeigt entzündliche Krankheiten derselben als Ursache. Zwei Beobachtungen bei Stanley gehören hierher, in welchen die Krankheit als rheumatische Coxitis, wahrscheinlich auch eine dritte, in welcher sie als Ichias bezeichnet wird, sowie die sechste, nach welcher die Entzündung durch einen Fall auf die Hüfte entstand; sodann eine Beobachtung, der ein interessanter Sektionsbefund beigefügt ist, bei Parise (Archives générales de méd. May 1842), als akutes Hydrarthron der Hüfte bestimmt; die 33. Beobachtung bei Brodie (pathological and surgical observ. on diseases of the joints); die siebente Beobachtung bei Lesauvage (Mém. théorique et practique sur les luxations dites spontanées ou consécutives etc. Arch. gén. de méd. Nov. 1835); sowie endlich, aufser unserer eigenen, eine sehr interessante Beobachtung, welche Pitha (Bericht über die auf der chirurgischen Klinik zu Prag 1845—47 behandelten Kranken; Prager Vierteljahrschrift 1848) bekannt gemacht hat. Auch ist es möglich, dafs manche Beobachtungen sekundärer plötzlicher Verkürzungen des Schenkelhalses, die zum Theile erst in der dritten Woche nach der Verletzung und später entstanden, hierher gehören und die Verkürzung nicht, wie man annahm, von nachträglicher Lösung der Einkeilung der Knochenstücke, oder Zerreifsung des fibrosinovialen Ueberzuges des Schenkelhalses, sondern von spontaner sekundärer Luxation abhingen. In mehren mir bekannten Fällen trat die Verkürzung eben so unmerklich ein, wie in den von Stanley beschriebenen Luxationen. Wenigstens wird man in Zukunft, nachdem die Möglichkeit der sekundären spontanen Luxationen nach traumatischen Verletzungen der Hüfte bekannt ist, bei plötzlichen, mehre Wochen nach einer Verletzung der Hüfte eintretenden Verkürzungen nicht allein die Vollendung der Dislokation eines Knochenbruchs, sondern auch die Möglichkeit einer Luxation diagnostisch in Betracht ziehen.

Alle oben angeführten Beobachtungen haben, wenn auch die Entzündung nach ihrer Entstehung, ihrem Grade und ihren Erscheinungen einige unwesentliche Modificationen darbot, doch in vielen Beziehungen wieder grofse Aehnlichkeit unter einander. Bei allen kam die Ausrenkung erst, nachdem die Krankheit schon längere Zeit, 3 Monate bis ein Jahr gedauert hatte, so unmerklich zu Stande, dafs die Patienten den Zeitpunkt, in welchem sie geschah, nicht genau bestimmen konnten. Sie sahen mit einemmale ihre Extremität verkürzt, meistens auch einwärts gedreht, und die untersuchenden Aerzte fanden den Gelenkkopf auf der Darmbeinschaufel stehen. Ich will jedoch bemerken, dafs nicht alle der oben citirten Beobachtungen vollständig Garantie leisten, dafs keine Täuschung stattgefunden habe und dafs namentlich die vierte Beobachtung bei Stanley sehr vermuthen läfst, dafs eine Verkürzung und Einwärtsdrehung der Extremität mit Senkung der Beckenachse, wie sie nach Coxitis so häufig den Anschein von Luxation gewähren, für wirkliche Luxation genommen worden sei. Dagegen wurde in den übrigen Beobachtungen die wirkliche Luxation entweder durch die Sektion bewiesen, oder es wurde ausdrücklich bemerkt, dafs neben dem Trochanter der Gelenkkopf, sowie der zwischen ihnen liegende Schenkelhals deutlich durch die abgemagerten Bedeckungen hindurch nachgewiesen worden sei. So in dem dritten und fünften Falle bei Stanley, bei Pitha und mir. Dieser Nachweis zweier Knochenhöcker, des Trochanters und des Gelenkkopfes, die genaue Bestimmung der beiderseitigen Stellung, die Abhängigkeit der Rotationen der für den Gelenkkopf erkannten Anschwellung von den Rotationen des Femurs, schliefst allen Zweifel aus, dafs eine abnorme Stellung des Trochanters für den Gelenkkopf genommen worden sein könnte. Der Gelenkkopf stand meistens nach hinten und mehr oder weniger nach oben, wonach die Verkürzung mehr oder minder beträchtlich war, der Fufs war dann einwärts gedreht, in Knie und Hüfte gebeugt. In dieser Stellung blieb die Extremität und behielt eine gewisse Beweglichkeit und Kraft. Die Fälle sind seltener, in welchen, wie in unserer Beobachtung, die Hüfte sich ausrenkte, während die Extremität gestreckt war und sich weder nach ein, noch nach auswärts rollte. Hier bildete sich also allmählig eine Ausrenkung gerade nach aufwärts. Aufser unserer Beobachtung gehört hierher die siebente Beobachtung bei Stanley.

Eine sehr merkwürdige Eigenthümlichkeit bietet die Beobachtung bei Pitha, weil hier eine spontane Ausrenkung eben so spontan, bei einer blofsen Wendung im Bette sich wieder einrenkte und eingerenkt blieb. Es erinnert dieses an die oben erwähnten willkührlichen Aus- und Einrenkungen der Hüfte, und auch in unserem Falle fand etwas Aehnliches Statt, wenn den Erzählungen des Kranken und der Ansicht der ihn früher behandelnden Aerzte Glauben geschenkt werden darf, indem, als man erkannt hatte, dafs der Gelenkkopf ausgerenkt sei, ein Versuch zur Wiedereinsetzung nicht ohne momentanen Erfolg gemacht worden zu sein scheint. Doch stehen diese beiden Beobachtungen nicht vereinzelt da, sie werden gewissermafsen noch überboten durch die sechste Beobachtung bei Stanley, indem hier der ausgerenkte Gelenkkopf erst 6 Monate nach seiner spontanen Dislokation wieder an seine normale Stelle zurückkehrte, später aber von neuem sich ausrenkte. Das Nähere dieser Beobachtung ist, dafs bei einem 14jährigen Mädchen nach einem Falle auf die Seite schmerzhafte Geschwulst der Hüfte und Muskelkrämpfe sich ausbildeten, ohne dafs die Länge und die Stellung des Gliedes verändert wurden. Einen Monat später fing die Kranke an wieder zu gehen, bemerkte aber, dafs ihre Hüfte auswuchs, und plötzlich, während die Kranke ein Dunstbad nahm, vollendete sich die Luxation. Der Gelenkkopf stand über der Pfanne, der Fufs war weder ein- noch auswärts gerollt und konnte nach jeder Richtung hin bewegt werden. Der Trochanter, Schenkelhals und der Gelenkkopf konnten deutlich von einander unterschieden werden. Es wurde kein Versuch gemacht, den Gelenkkopf in seine Höhle zurückzuführen und nur eine Bandage angelegt, um zu verhindern, dafs er nicht noch höher an der Hüfte hinaufsteige. Plötzlich, 6 Monate nach der Entstehung der Dislokation, bemerkte die Kranke, als sie sich gerade im Bette erhob, dafs der Vorsprung des Trochanters verschwand und die Extremität wieder ihre natürliche Länge annahm. Doch später wich die Hüfte von neuem aus und der Fufs wurde um 3″ kürzer als der andere, doch weder ein- noch auswärts gedreht. Die Kraft der Bewegung stellte sich jedoch nach und nach wieder her.

Die freieste Beweglichkeit behielt das Glied in den Fällen, in welchen, wie in unserm, der Gelenkkopf gerade nach aufwärts wich und weder nach innen, noch nach aufsen gerollt war. Hier waren die Erscheinungen ganz dieselben, wie bei den spontanen Luxationen, zunehmende Verkürzung, indem das Becken tiefer zwischen den Schenkeln herabsinkt, allzu grofse Beweglichkeit, die Möglichkeit durch einen leichten Zug den Gelenkkopf bis zur Stelle der alten Pfanne herabzuführen, Verkrüppelung desselben u. s. w.

Unter den Sektionsgeschichten ist die von Parise mitgetheilte die genaueste und interessanteste. Die der zweiten Beobachtung bei Stanley beigefügte ist zu ungenau und Stanley selbst hat sie nur durch die Mittheilungen eines Andern; bei Brodie und Lesauvage wurde das Innere des Gelenkes nicht ganz ohne geschwürige Affection gefunden.

Die wesentlichsten Sectionsresultate bei Parise sind folgende: Das subcutane Zellgewebe ist serös infiltrirt, die Hüftmuskeln sind atrophisch. Die Kapsel ist intact und von einer bedeutenden Menge Flüssigkeit, wie man aus der Fluktuation sieht, ausgedehnt. Der luxirte Gelenkkopf bildet eine leicht zu umschreibende Geschwulst nach oben und hinten. Er kann reducirt werden, wenn man den Schenkel beugt und nach aufsen rollt, die entgegengesetzte Bewegung renkt ihn wieder aus. Die Flüssigkeit, welche die Kapsel ausfüllte und vorzugsweise nach unten und vorn ausdehnte, ist gelblich, serös und enthält einige albuminöse Flocken. — Die Gelenkhöhle und ihr Knorpel sind unversehrt, das Fett in ihrer Grube eher weniger reichlich als mehr. Die Synovialhaut ist etwas aufgelockert, geröthet, das Ligamentum teres ist verlängert, abgeplattet, aber existirt noch. Der Gelenkkopf hat die Gröfse des andern, zeigt aber eine von vorn nach hinten verlaufende Rinne, welche ihm von dem Pfannenrande mitgetheilt ist. Er ist etwas erweicht, sonst gesund. Diese Beobachtung zeigt also eine vollständige spontane Luxation der Hüfte, ohne alle ulceröse Zerstörung der Knochen oder Bänder und bei ziemlich unveränderter Form der Pfanne und des Gelenkkopfes.

Der Sectionsbericht bei Brodie weicht von dem vorstehenden hauptsächlich dadurch ab, dafs die Knorpel und das Ligamentum teres durch Ulceration zerstört und die Gelenkhöhle mit Eiter gefüllt gefunden wurden. Die Knochen hatten jedoch noch ihre natürliche Form und Gröfse. Die Kapsel war sehr ausgedehnt, aber nicht geöffnet, sie enthielt in ihrem obern Theile den Gelenkkopf, der zwar noch innerhalb der Kapsel, aber nicht mehr innerhalb der Pfanne stand. — Das von Lessauvage mitgetheilte Sektionsergebniss ist wieder dem von Parise ähnlich. An dem hintern Theile des Gelenkes ist eine grofse Höhle, welche mit dem Innern der Kapsel durch eine enge Oeffnung in Verbindung steht (bursa mucosa iliaca?). Beide enthalten ein sero-albuminöses, nicht eitriges Fluidum, in welchem zahlreiche Albumenbrocken herumschwimmen. Die Knorpel des Acetabulum sind nur wenig erodirt, nicht ulcerös. Der Gelenkkopf steht an dem obern

Rande der Pfanne, er ist von unveränderter Gröfse, sein Knorpel etwas atrophisch (usure), aber nicht ulcerirt.

Das Voranstehende ist also das Material, durch welches die Möglichkeit spontaner Luxationen, bei unzerstörter Kapsel nach sehr verschiedenen Krankheiten, entzündlichen und nicht entzündlichen, bewiesen wird und die Grundlage bildet, um zu einer Erklärung des Mechanismus derselben zu gelangen. Schon eine oberflächliche Betrachtung der Fälle beweist, dafs die Luxationen nicht immer unter denselben Verhältnissen zu Stande gekommen sind und auch nicht immer in ihrem spätern Bestande dieselben Erscheinungen darboten, indem in einigen die Dislocationen unter der Mitwirkung entzündlicher Zustände, oder während die Extremität gebeugt und nach innen gerollt war und blieb, zu Stande kam, bei andern aber während die Extremität ihre gestreckte Haltung besafs und behielt, oder ohne alle Entzündung des Gelenkes. Auch ist der Punkt, auf welchen der Gelenkkopf ausgerenkt wurde, nicht in allen Fällen derselbe gewesen.

Die Kräfte, welche sich bei normalem Zustande der Hüfte der Ausweichung des Gelenkkopfes entgegensetzen, liegen in der tiefen Aushöhlung der Pfanne, in welche der Gelenkkopf luftdicht pafst und von der Athmosphäre angedrückt erhalten wird, der Festigkeit und Kürze der Bänder, der Kapsel und des Ligamentum teres begründet. Damit also eine Luxation zu Stande komme, ist es nothwendig, dafs diese Verhältnisse in der einen oder der andern Weise abgeändert, oder durch entgegenstehende bedeutendere Kräfte überwunden werden. Nach den vorliegenden Beobachtungen kann aber die Möglichkeit der Luxation auf doppelte Weise erreicht werden, entweder indem die Bänder so ausgedehnt werden, dafs sie dem Gelenkkopfe erlauben über den Rand der Pfanne hinauszusteigen, oder indem die Pfanne und der Gelenkkopf sich so abflachen, dafs dieser in jener keinen sichern Stützpunkt mehr findet. Die Ausdehnbarkeit des Kapselbandes und des Ligamentum teres wird eben so wohl durch die Analogie anderer Gelenke, namentlich des Kniegelenkes, als auch durch direkte Beobachtung an dem Hüftgelenke erwiesen. Die Ausdehnung der Kniegelenkkapsel und der Ligamenta cruciata ist eine sehr häufig beobachtete Thatsache und geht nicht selten so weit, dafs, ohne dafs jene Bänder zerrissen sind, der Gelenkkopf der Tibia sich hinter die Condylen des Femur luxiren kann. Für die Möglichkeit, dafs auch an dem Hüftgelenke, ehe nur die Formen der Gelenkknochen sehr verändert sind, die Bänder sich so auszudehnen vermögen, dafs der Gelenkkopf über den Rand der Pfanne hinaussteigen kann, liegen die Beobachtungen von Parise, Lessauvage, Brodie und Stanley vor. Die Kraft, welche die Gelenkbänder ausdehnt, liegt, so lange bis die Gelenkflächen sich verlassen haben, in dem Drucke angesammelter Flüssigkeiten, später kommen die Wirkung der Muskeln und das Gewicht des Körpers hinzu, denen der Gelenkkopf preisgegeben ist und die ihn nach und nach von dem Rande der Pfanne weiter wegziehen und wegdrängen. Die ausdehnende Kraft angesammelter Flüssigkeiten ist für andere Gelenke, das Kniegelenk z. B., leicht nachweisbar. In Bezug auf das Hüftgelenk hat man aber die Wirkung solcher Ansammlungen, wenn auch nicht auf die Kapsel, doch auf das Ligamentum teres und den Gelenkkopf bezweifelt, indem man behauptete, dafs der Druck dieser Flüssigkeit auf alle Punkte des Gelenkkopfes gleich stark sei, d. h. eben so stark von der äufsern Seite des Gelenkkopfes gegen die Pfanne, als von dieser aus nach aufsen wirke, (S. Gädechens) und man hat zur Unterstützung angeführt, dafs auch bei den ausgebildetsten Hydrarthrosen des Kniegelenkes die Condylen des Femur und der Tibia sich nicht verliefsen. Der Gelenkkopf könne daher auch bei der stärksten Ansammlung nicht aus der Pfanne herausgehoben, das Ligamentum teres nicht gedehnt und verlängert werden. Diese Behauptungen entsprechen jedoch nicht der Erfahrung und sind nicht mit Berücksichtigung aller Verhältnisse aufgestellt, es ist namentlich hierbei die Wirkung der Ansammlung auf die Kapsel und die Rückwirkung dieser auf den Gelenkkopf nicht gehörig berücksichtigt. Die Kapsel des Hüftgelenkes ist ein cylindrischer länglicher Schlauch, wird derselbe übermäfsig ausgedehnt, so strebt er die Form anzunehmen, in welcher er die meiste Flüssigkeit zu enthalten vermag, er strebt aus der Cylinderform in die Kugelform überzugehen. Die Gelenkhöhle wird theils gebildet durch die mit knöchernen, unausdehnbaren Wandungen versehene Gelenkhöhle, theils durch das bewegliche dehnbare Kapselband. Bei einer übermäfsigen Anfüllung wird nur das letztere sich ausdehnen, sich seitwärts über dem Rande des Acetabulums erweitern und den Gelenkkopf, der an ihm befestigt ist, hinter sich herzuziehen suchen. Diese Ausdehnungen der Kapsel werden daher immer das Bestreben haben, den Gelenkkopf aus der Tiefe der Pfanne zu entfernen. Experimente von Parise und Bonnet beweisen, dafs bei jeder gewaltsamen Injection, durch welche das Kapselband ausgedehnt wird, der Gelenkkopf sich von der Tiefe der Pfanne entfernt und mit seiner Spitze dem Rande des Acetabulums nähert. Werden erstarrende Massen, Gypsbrei und dgl. zur Injection gewählt, so findet man daher immer eine stärkere Schichte dieser Flüssigkeit zwischen dem Gelenkkopf und der Tiefe der Pfanne. Diese Experimente lassen zwar keine vollständige Anwendung auf die Vorgänge während des Lebens zu, denn um sie auszuführen mufste der luftdichte Schlufs aufgehoben werden, sie beweisen aber doch, dafs der Druck nicht compressibeler, in der Kapsel angesammelter Flüssigkeiten, eine Gegenwirkung gegen den Druck der Athmosphäre, durch welchen der Gelenkkopf in der Pfanne erhalten wird, ausübt und den Gelenkkopf aus jener herausdrängt, wenn er nicht mehr durch den Luftdruck und die Bänder gehalten wird.

Da die Wandungen der Kapsel nicht ringsum von gleicher Stärke sind, so dehnen sie sich auch unter dem Drucke angesammelter Flüssigkeiten nicht gleichmäfsig aus. Am stärksten ist die Kapsel nach vorn und innen, wo sie durch einige Faserbündel verstärkt wird, am schwächsten nach hinten und oben. Parise und Bonnet haben die Beobachtung gemacht, dafs nach gewaltsamen Injectionen der Schenkel sich immer in Hüfte und Knie beugt und nach innen rollt, d. h. die Stellung annimmt, welche auch bei der Coxitis die Extremität gewöhnlich zeigt, ehe eine spontane Luxation erfolgt und welche der spontanen Luxation am günstigsten ist, da der Gelenkkopf hierbei schon halb aus der Pfanne heraus und mit dem schwächsten, am leichtesten sich ausdehnenden Theile der Kapsel in Berührung gebracht wird. Der Gelenkkopf tritt dann endlich nach oben und hinten, also nach der Seite hin aus, nach welcher das Kapselband immer am stärksten erweitert ist. Die allmählige Wirkung in fortwährend steigenden Quantitäten angesammelter Flüssigkeiten kann demnach nicht allein zuletzt die Wirkung des Luftdrucks überwinden, sondern auch die Bänder so dehnen, dafs der Gelenkkopf mit seiner Spitze bis an den Rand der Pfanne gehoben und bei einer unversehenen Bewegung plötzlich durch die Muskeln völlig luxirt wird, ohne dafs weder seine eigne Gestalt, noch die der Pfanne wesentlich verändert worden ist. Die Beobachtungen von Parise etc. beweisen dieses als unzweifelhaft. Der Grad, bis zu welchem sich das Ligamentum teres namentlich hierbei ausdehnen mufs, ist um so geringer, je weniger tief die Pfanne ist, und da dieselbe bei Kindern eine verhältnifsmäfsig geringere Tiefe hat, als bei Erwachsenen, so ist es wahrscheinlich, dafs diese Form der spontanen Luxationen bei jenen häufiger vorkommen wird, als bei diesen, wie auch die oben angeführten Beobachtungen zu beweisen scheinen, die sich alle auf jüngere Leute beziehen. Vielleicht sind viele der sogenannten angeborenen Luxationen auf diese Weise entstanden. Auch bei seinem normalen Zustande besitzt das Ligamentum teres eine Länge, bei der es dem Gelenkkopfe beinahe schon den Austritt auf den Rand der Pfanne nicht verwehrt, und bei einer geringen Ausdehnung seiner Länge, um 3—4''', hindert es die Luxation nicht mehr. Man weifs aber, wie vielfache Modificationen seiner Länge und Festigkeit dieses Band auch in nicht krankem Zustande darbietet, wie es häufig der fibrösen Fasern fast gänzlich entbehrt und nur aus einigem in die Synovialmembran eingeschlossenen Zellgewebe besteht, wie leicht es bei Verletzungen des Hüftgelenkes zerstört wird und gänzlich schwindet, sowie welche grofse Dehnbarkeit es darbietet, wofür namentlich auch die angeborenen Luxationen Belege geben. Man wird daher aus der Anwesenheit dieses Bandes kein ernstliches Hindernifs für die Entstehung spontaner Luxationen ableiten. Die Abbildungen von Stanley l. c. geben schöne Belege über den Grad der Ausdehnung, dessen sowohl die Hüftgelenkkapsel, als auch das Ligamentum teres fähig ist.

Nach den oben vorgelegten Beobachtungen kommen jedoch spontane Luxationen bei Erwachsenen nicht allein vor, wenn die Bänder durch eine in der Kapsel angehäufte Flüssigkeit ausgedehnt sind, sondern auch in Fällen, in welchen eine solche Anhäufung durchaus nicht vorausgesetzt werden kann, und selbst ohne dafs die Hüfte nur entzündet war. Diese Luxationen bilden sich aus, ohne dafs die untere Extremität die Haltung annimmt, die ihr durch eine übermäfsige Erfüllung der Kapsel mit Flüfsigkeit mitgetheilt wird. Sie beugt sich weder in der Hüfte noch in dem Knie, und weicht nicht nach hinten und oben, sondern ziemlich grade nach oben aus. Die Entstehungsweise für diese Luxationen mufs demnach eine andere sein, wie die der vorherbeschriebenen Reihe. Da der Gelenkkopf hier nicht durch eine flüssige Ansammlung aus der Pfanne weggedrängt wird, so versteht es sich von selbst, dafs er den weit vorspringenden Pfannenrand nicht übersteigen kann, so lange er selbst seine volle Rundung und Gröfse und die Pfanne ihre normale Tiefe hat. Diese Formveränderung kann durch cariöse Zerstörung zu Stande kommen, von der jedoch hier nicht weiter die Rede ist, aber auch durch interstitielle Absorption, als deren Ursachen theils nur mechanischer Druck, theils schleichende Entzündungsprocesse erscheinen. In unserm Falle war die Absorption des Schenkelhalses und des Gelenkkopfes unzweifelhaft und die Form des letztern dergestalt, dafs er unmöglich einen festen Anhalt in einer Pfanne finden konnte.

Die vorliegenden Beobachtungen und Betrachtungen stellen, wie es scheint, das Vorkommen spontaner Luxation des Hüftgelenkes bei Erwachsenen, nach entzündlichen und entzündungslosen Krankheiten und ohne dafs die Kapsel geöffnet und die Knochen cariös zerstört sind, aufser Zweifel und werden vielleicht die Aerzte veranlassen, mehr auf diese Zustände zu achten, als es bisher geschehen ist. Fernere Beobachtungen werden lehren, ob auch der angedeutete Weg ihrer Entstehung der einzige und richtige ist oder nicht.

W.

Des Interesses halber, welchen er im Anschlufs mit den voranstehenden Beobachtungen darbietet, reihe ich denselben noch einen dritten Fall an, wenn derselbe auch schon im verflossenen Jahre 1847 zur Beobachtung gekommen ist.

XV.

Ungleiche Verkürzung der beiden untern Extremitäten, Contractur und Schwerbeweglichkeit der beiden Hüftgelenke nach einer vor mehr als 50 Jahren erlittenen Quetschung; Cancer Penis und der Inguinaldrüsen; pyämische Abscesse in der Niere und im kleinen Becken.

(Krankengeschichte aufgenommen von Herrn Conradi aus Dexheim.)

D. S. 77 Jahre alt, gebürtig aus L., Müller in Giessen, wird im Mai 1847 in das akademische Hospital gebracht. Der gröfsere Theil der Glans penis und des Präputiums dieses Kranken sind durch ein sehr ausgebreitetes carcinomatöses Geschwür zerstört. Die Inguinaldrüsen beider Seiten sind aufgebrochen und in breite Krebsgeschwüre verwandelt, welche sich tief in das kleine Becken unter dem Poupartschen Bande hinein erstrecken. Diese Ausbreitung des Carcinom's, das Alter und die aufserordentliche Entkräftung des Kranken, weisen jede Aussicht auf radikale Hülfe, durch eine Operation etwa, zurück, daher sich die Behandlung auf Anordnung eines einfachen Verbandes, zweckmäfsiger Ernährung und Stärkungsmittel beschränkt.

Zu gleicher Zeit aber leidet der Kranke an einer eigenthümlichen Verunstaltung beider Hüften, deren Bewegungsfähigkeit sehr vermindert, so wie ihre Stellung abnorm ist. Dieser Zustand der Hüftgelenke soll allein hier einer nähern Betrachtung unterworfen werden. Was wir über die Entwicklung dieses Theiles der Krankheit erfahren haben, ist kurz folgendes:

Im Anfange der 90r Jahre stürzte S. mit einem Sacke Frucht belastet auf der Treppe des hiesigen Zeughauses, der Art, dafs die Last auf ihn fiel. Die untern Extremitäten waren alsogleich unbeweglich und der Verletzte mufste defshalb nach Hause gefahren werden. Er erholte sich jedoch bald wieder auf die Anwendung einiger einfachen Mittel und ohne dafs ein Verband angelegt worden wäre, so dafs er vollkommen gut gehen zu können schien. Als S. jedoch am Ende desselben Jahres 1794 Soldat werden sollte, gab er einen seiner Umgebung bisher verborgenen Fehler seines linken Beines, Folge jenes Sturzes an und fing nunmehr an zu hinken. Seit dieser Zeit steigerte sich das Hinken von Jahr zu Jahr in immer höherm Grade und die Bewegungen beider Hüften wurden immer mehr beschränkt. Der Kranke hielt sich beim Gehen sehr stark nach vorn übergebeugt, stützte die Hand auf den linken Oberschenkel und bewegte sich mehr durch Drehung des Beckens, als durch Bewegungen des Oberschenkels vorwärts. Stand der Kranke aufgerichtet, so stützte er sich nur auf den rechten, in der Hüfte wenig gebeugten Fufs, wobei der linke so weit gegen den Leib angezogen war, dafs die Zehen den Boden nicht berührten. Auch im Sitzen mufste sich S. immer sehr mit dem Oberkörper vorbeugen. Die beiden Extremitäten sollen von Jahr zu Jahr kürzer geworden sein und zwar die linke mehr als die rechte. Schmerzhaft war die Extremität nach jeder stärkern Anstrengung und der Schmerz steigerte sich unter dem Einflusse rasch wechselnder Witterung. Vor seinem Sturze will S. nie ernstlich krank gewesen sein und auch später klagte er, zufällige kleine Störungen abgerechnet, bis in sein späteres Alter nicht. Erst vor 5 Jahren, zur Zeit als das Carcinom des Penis sich auszubilden anfing, stellten sich gleichzeitig mannichfache Urinbeschwerden ein. Die Extremität hatte jedoch schon vollkommen den Grad der Verbildung erlangt, den man jetzt an ihr bemerkt. Die linke untere Extremität ist in so geringem Grade nur beweglich, dafs eine sehr genaue Untersuchung dazu gehört, um die Abwesenheit anchylotischer Verschmelzung zu erkennen. Gewaltsame Bewegungsversuche erregen jedoch Schmerz in dem Gelenke. Die rechte Extremität ist etwas mehr beweglich als die linke, doch vermag der Kranke auch diese nur in sehr geringem Grade zu beugen, zu rotiren und zu abduziren. Stärkere Bewegungsversuche erregen auch an ihr Schmerz, und werden bald durch ein festes, knöchernes Hindernifs unterbrochen. Die Hüfte und die ganze Extremität sind abgemagert, die Muskeln nur an der Hüfte straff im Uebrigen schlaff. Der Abstand der Trochanteren von der Spina anterior oss. Ilei und den Dornfortsätzen des Kreuzbeins, ist auf beiden Seiten ungefähr gleich und schwer zu messen, da die Trochanteren durch Knochenansätze offenbar vergröfsert sind. Unmittelbar unter dem Trochanter m. der linken Seite und fast mit demselben verschmolzen, fühlt man eine sehr grofse knochenharte Geschwulst durch die Muskeln hindurch, welche kaum mit den Händen umspannt werden kann. Sie sitzt unbeweglich auf dem Hüftbeine auf. An der rechten Seite fehlt diese Geschwulst unter dem Trochanter. Die Hüfte ist da nur etwas weniges dicker als gewöhnlich.

Aus dem Obduktionsprotokolle hebe ich nur das Wichtigere, besonders in Bezug auf das Leiden des Gelenkes hervor:

Die Lungen sind durch zahlreiche alte Adhäsionen mit der Brustwand verwachsen, etwas emphysematös, im Uebrigen normal. Beide Herzhöhlen enthalten einige farblose Coagula; die Mitralklappe ist etwas verdickt, das Foramen ovale noch offen, aber durch eine Klappe verschliefsbar. Der Bogen und die Aorta descendens enthalten zahlreiche Knochenschilde; die Verknöcherungen gehen bis zu den Cruralarterien herab, deren Wandungen rigide und hie und da verkalkt sind. Die

Lage der Unterleibseingeweide ist normal; der Magen ist in der Mitte eingeschnürt, die Einschnürung läfst sich jedoch durch Aufblasen ausdehnen, seine Schleimhaut ist im Fundus erweicht und gröfstentheils abgestofsen. Die Leber zeigt nichts Abnormes; das Pancreas ist hart und ungewöhnlich weifs. Die Milz ist derb, blutleer, an ihrer Oberfläche findet sich eine ausgedehnte sogenannte Verknorpelung. Die Leber und die rechte Niere hingen fest zusammen; zwichen ihnen lag ein vollkommen eingekapselter Abscefs, von etwa 1″ im Durchmesser, der grünlichen Eiter enthielt und sich mit einzelnen Gängen in das Gewebe der Niere forterstreckte. Das Gewebe dieser Niere ist übrigens fest und blafs. Die linke Niere ist etwas gröfser als die rechte; in ihrem Becken, dessen Schleimhaut geröthet und aufgewulstet ist, befinden sich sehr viel harnsaures Gries und einige kleine Steinchen. Die Wandungen der Harnblase sind verdickt, ihre Muskelfasern sind balkenförmig zusammengeballt, die Schleimhaut ist aufgelockert, ecchymotisch. In der Umgebung der Blase sind zahlreiche, durch enge Zwischengänge unter einander in Verbindung stehende Abscefse, welche sich bis zu dem Damme hin forterstrecken und mit der Blase, oder vielmehr mit dem Anfang der Urethra durch eine enge Oeffnung in Verbindung stehen. Sie enthalten guten Eiter.

An dem Becken und insbesondere an dem Hüftgelenke bemerkt man folgende, zum Theile höchst merkwürdige Veränderungen:

Die Form und Stellung des Beckens sind auffallend normwidrig. Das Becken ist zu stark inklinirt, das Promontorium und die untern Lendenwirbel stehen weit vor, compensirend ist dafür das Kreuzbein sehr nach hinten gewichen. Das Becken ist offenbar in seinen Querdurchmessern und zwar ungleich, auf der linken mehr, als auf der rechten Seite verengt, während die Conjugata ziemlich unverändert geblieben ist. Die Conjugata des Beckeneinganges mifst 4″ 2‴. Der Querdurchmesser dicht vor der Symphysis sacro-iliaca 4″ 3‴ (statt ungefähr 4″ 8‴); derselbe Durchmesser gerade über den Pfannen 4″ 1‴ (statt ungefähr 5″ 2‴). Es ergiebt sich daraus, dafs die Linea innominata ihre bogenförmige Ausschweifung verloren hat und dafs der Beckeneingang ein Spitzoval darstellt, dessen Spitze an der Symphysis ossium pubis und dessen breiteste Stelle dicht vor den Kreuzdarmbeinverbindungen liegt. Auch in der mittlern Beckenapertur erscheint die Conjugata, mit normalen Becken verglichen, unverändert, der Querdurchmesser dagegen ist um reichlich 1″ verengert (4″ statt 5″ 2‴). Die Verengerung des Beckeneingangs ist nicht auf beiden Seiten gleich, die Conjugata durchschneidet den Querdurchmesser in der Weise, dafs auf die rechte Seite 2″ 3‴, auf die linke 1″ 9‴ kommen. Der Beckenausgang ist von normaler Weite, die Sitzbeinknorren und Sitzbeinstacheln sind nicht verändert. Der Schambogen steht etwas schief von rechts nach links.

Das linke Hüftgelenk ist, auch nachdem die Haut entfernt und die Muskeln sorgfältig präparirt sind, beinahe vollkommen unbeweglich. Diese Schwerbeweglichkeit wird theils durch die Form des Gelenkkopfs und der Pfanne, theils von zahlreichen Knochenauschwitzungen, welche sie umgeben, theils von der Härte, Dicke und der eigenthümlichen Anheftung des Kapselbandes bedingt.

Die Pfanne ist ringsum, besonders aber an ihrem obern Rande, von einer Knochenschale offenbar neuern Ursprungs umgeben. Es unterscheidet sich dieser neugebildete Knochen von dem ursprünglichen der Darmbeinschaufeln besonders durch seine viel hellere Farbe und durch die unveränderte Corticalschichte, welche noch zwischen ihnen hindurchgeht. Durch diesen Knochenansatz hat die Pfanne einen ganz aufserordentlichen Umfang bekommen, was sich schon daraus ergiebt, dafs ihr Durchmesser, von der Incisura acetabuli bis zu dem schief gegenüber liegenden Punkte unter der Spina inferior gemessen 4″ und 6—7‴ (statt 2″ 6 — 7‴) mifst. Der gröfste Theil dieser enormen Pfanne ist jedoch neuer Bildung; der sehr wohl erkennbare Rest des alten Theils derselben ist aufserordentlich verflacht, kaum noch 5‴ tief. Sie hat daher im Ganzen, alter und neuer Theil zusammen genommen, statt der früher kugelförmigen, eine flach schalenförmige

Gestalt angenommen. Merkwürdiger Weise hat der Knochen in dem Boden der Pfanne, was diese an Tiefe verloren, an Dicke gewonnen. An der Stelle, an welcher der Boden einer normalen Pfanne kaum liniendick zu sein pflegt, zeigt der Knochen eine Dicke von 8‴.

Der Gelenkkopf pafst genau in die Pfanne, er hat seine kugliche Gestalt gänzlich verloren und ist, theils durch Absorption, theils durch Knochenansatz an seinen Rändern, zu einem flach kuchenförmigen Körper von etwas ungleicher, höckeriger Oberfläche geworden, dessen gröfserer Durchmesser 3″ 9‴, der kleinere, von dem Punkte, welchen man als den Anfang des Schenkelhalses annehmen kann, nur 2″ 2‴ beträgt. Nur der kleinere Theil seiner Oberfläche entspricht dem Umfange der alten Pfanne, der bei weitem gröfsere, etwa $^2/_3$, ragt über diese heraus und ist von dem neugebildeten Knochenansatz an dem Pfannenrande überdeckt. Der Schenkelhals ist sehr verkürzt, oder fehlt vielmehr an der untern Fläche gänzlich, indem hier der untere Rand des Gelenkkopfes mit dem Trochanter minor, unterhalb welches sich das Kapselband ansetzt, verschmolzen ist. An dem obern Rande besteht ein etwa noch 3‴ breiter Zwischenraum zwischen dem Trochanter major und dem Gelenkkopfe, welcher ebenfalls von dem Kapselbande ausgefüllt ist.

Das sehr verdickte und hie und da mit Knochenpunkten besetzte Kapselband ist von seiner Insertion an dem neuentstandenen Pfannenrande zu seinen Anheftungspunkten dicht unter dem Trochanter minor, fest gespannt und läfst schon seiner Kürze und Spannung halber nur sehr beschränkte Bewegungen des Gelenkkopfes innerhalb der Pfanne zu. An dem untern Rande der Pfanne beträgt die ganze Länge des Bandes bis zum Trochanter minor kaum etwas mehr als $^1/_2$″. Diese Kürze des Kapselbandes, im Vereine mit der flachrunden Gestalt des Gelenkkopfes und der Pfannenhöhle, sind also die Ursachen der so sehr beschränkten Bewegungsfähigkeit.

Das Ligamentum teres fehlt gänzlich und man erkennt selbst, weder an dem Gelenkkopfe noch an der Pfanne, die

Stellen, an welchen es sich früher anheftete. Die Grube für die sogenannten Haver'schen Drüsen ist vollkommen verstrichen und von diesen selbst ist keine Spur vorhanden.

Die Muskeln sind im normalen Zustande, nur fettlos und durch die Knochenansätze an dem Pfannenrande aus ihrer Lage gerückt. Namentlich ist der Glutaeus minimus sehr in die Höhe gehoben und gespannt.

Ein Durchschnitt durch den Schenkelkopf ergiebt folgende Resultate : Der Schenkelhals ist eigentlich noch in gröfserer Ausdehnung vorhanden, als es bei der äufsern Betrachtung scheint, indem er gleichsam in den Gelenkkopf hineingedrückt ist, oder vielmehr dieser sich mit seinen Rändern über ihn herüber gelegt hat. So sieht man von dem obern Rande des Trochanter minor ausgehend, in der normalen gekrümmten Richtung des Schenkelhalses eine Corticalschichte sich in die diploëtische Substanz des anscheinenden Gelenkkopfs hin fortsetzen. Eine zweite Corticalschichte, welche nach unten mit jener im Winkel zusammentrifft und welche sich bis zum untern Rand des Trochanter minor forterstreckt, geht in den untern Rand des Gelenkkopfes über. Ein Aehnliches bemerkt man an der obern Fläche des Schenkelhalses. Auch hier ist seine noch deutlich erkennbare Corticalschichte durch eine diploëtische Knochenschichte überdeckt, welche in den untern Rand des Schenkelkopfes übergeht. Die Substanz des Gelenkkopfes scheint etwas verdichtet zu sein, ebenso die gegenüberliegende des Pfannenbodens.

Die Gelenkhöhle, welche bei der straffen Beschaffenheit des Kapselbandes nur sehr wenig Raum darbietet, enthielt nur sehr wenig röthliche Synovia.

Die ganze Oberfläche des Gelenkkopfes sowohl als der Pfanne ist mit einer Knorpelschichte überzogen, die besonders an den Rändern, wo sich die Gelenkflächen nicht berühren, dick und wulstig ist. Ungefähr in der Mitte des Umfangs zeigt diese Knorpellage, sowohl am Caput femoris als in der Pfanne, die bekannte Umwandlung in eine polirte Knochenlamelle. Diese emaillirte Knochenlamelle ist jedoch nicht in den Knochen hinein vertieft, sondern geht unmittelbar, in derselben Höhe und Dicke, in den Knorpelüberzug über. Der ganze Umfang der Gelenkoberflächen ist mit zahlreichen büschel- und fadenförmigen Synovialanhängen bedeckt, welche am äufsern Umfange länger und plattgedrückt, in der Mitte dagegen, wo sich die Gelenkflächen am genauesten und beständigsten berühren, klein, kaum eine Linie weit vorragend und pinselförmig gespalten erscheinen. Sie fehlen auch nicht an der Stelle, wo der Knorpel in Knochen übergegangen ist, sie füllen hier die rundlichen Lücken aus, welche sich zahlreich an der Oberfläche dieser Knochenschliffe finden und durch die ganze Dicke derselben hindurchgehen. Alle diese Synovialanhänge waren kurz nach dem Tode dunkelroth gefärbt.

Das rechte Hüftgelenk zeigt ganz ähnliche Verunstaltungen, wie das linke, nur dafs sie weniger weit ausgebildet sind und defshalb sehr gut dazu dienen können, den Entwicklungsgang der Krankheit bei einem und demselben Subjecte nachzuweisen.

Der Gelenkkopf hat hier noch beinahe seine normale Höhe und die Pfanne ihre regelmäfsige Tiefe, sie haben aber ihre kugliche Form verloren und sind nach ihren äufsern Rändern zu weiter und resp. dicker geworden. Der grofse Durchmesser des Schenkelkopfs, dicht vor seinem Uebergange in den Schenkelhals, mifst 2″ 8‴ statt etwa 2″. Diese Verdickung ist dadurch entstanden, dafs eine neugebildete Knochenmasse sich an den Rand des Gelenkkopfes angesetzt und zum Theil über seine Knorpeloberfläche, deren Gränze man noch sehr deutlich unterscheidet, herüber gelegt hat. Dieser Knochenansatz überdeckt den Schenkelhals, der dadurch kürzer scheint, als er wirklich ist. Nach oben, gegen den Trochanter major hin, ist ein kaum Linien breiter Zwischenraum geblieben. Die Richtung des Schenkelhalses ist die normale. Die diploëtische Substanz des Gelenkkopfes und selbst des Schenkelhalses scheint ebenfalls etwas verdichtet zu sein. Die Form des Gelenkkopfs erscheint, besonders nach seinem äufsern Rande hin, verunstaltet, höckerig, wulstig. Die Vorsprünge und Wülste sind mit dicken Knorpellagen bedeckt, die, so wie die auch hier nicht fehlenden Knochenschliffe, dasselbe Aussehen haben, wie in dem Gelenke der linken Seite. Die Grube für die Haver'schen Drüsen ist verschwunden; die Stelle dieser sogenannten Drüsen wird von einer festen, faserigen, vielgelappten Excrescenz eingenommen. Das Ligamentum teres fehlt und man vermag die Stelle seiner Einpflanzung nicht mehr zu unterscheiden. Auch hier ist der Boden der Pfanne, jedoch weniger als auf der entgegengesetzten Seite, (5''') verdickt.

Die Bursa mucosa iliaca, deren Wandungen übrigens nicht verdickt sind, enthält 5 gröfsere und mehrere kleinere, halb knorpliche, halb knöcherne Concremente, welche mit den Wandungen dieses Schleimbeutels zum Theile durch mehrfache, äufserst dünne, fadenförmige Stiele in Verbindung stehen. Aufserdem sieht man mehre weiche, nicht verknöcherte Faden und kolbenförmige Auswüchse, vielleicht Reste früherer Stiele. An einer Stelle liegt eine breitere, nur halbgelöste Knochenmasse in der Wand der Bursa selbst. Die bedeutendsten dieser Concremente haben ungefähr die Gröfse einer starken Haselnufs, sie sind höckerig, an ihrer Oberfläche knorplich, im Innern knöchern. Es gleichen diese Concremente offenbar in allen Beziehungen den sogenannten Gelenkchondromen.

Die Knorpel, welche den Gelenkkopf überdecken, sind von sehr ungleicher Dicke, die an manchen Stellen über 2''' hinausgeht, an andern Stellen aber auch sich in die dünnste Lage verliert. Die dünnsten Stellen finden sich nicht grade in der Nähe der glatten Knochenschliffe. An vielen Stellen, namentlich in der Nähe der Knochenschliffe, sind die Knorpel schon für das blofse Auge erkennbar faserig geworden. Diese faserige Struktur wird unter dem Mikroscope noch deutlicher, wo manche Stellen, vorzugsweise an der Oberfläche, vollständig in breite Fasern zerfallen. Die Fasern gehen nur an wenigen Stellen durch die ganze Dicke des Knorpels hindurch, die dem Knochen zunächst liegenden Schichten haben ihre normale Struktur behalten. Der Zellenknorpel geht allmählig in Fasern über. Die glatten Knochenschliffe haben die Struktur eines wahren Knochens. Die Faserbüschel, welche aus den Lücken der Knochenschliffe hervorsehen, stimmen vollkommen mit den in Fasern zerfallenen Knorpeln überein.

Wie die beiden voranstehenden Beobachtungen, so bietet auch die gegenwärtige ein Beispiel einer äufserst langsam verlaufenden entzündlichen Krankheit des Hüftgelenks und seiner Umgebung dar, welche, bei der langen Dauer des Uebels, zu mannichfachen, noch weniger bekannten Desorganisationen des Hüftgelenkes sowohl, als auch des ganzen Beckens führte. In dem 30. Lebensjahre des Kranken wurde durch einen schweren Sturz und eine heftige Quetschung der Grund eines Leidens gelegt, welches 47 Jahre später, als der Tod den Kranken aus andern Ursachen erreichte, seine Wirkung noch nicht vollendet hatte, denn abgesehen von Schwerbeweglichkeit, welche auch Folge einer abgelaufenen Krankheit hätte sein können, dauerten auch der Schmerz, die Empfindlichkeit der Hüfte gegen Witterungswechsel noch fort, die Verkürzung und Verunstaltung des Beines nahmen von Jahr zu Jahr zu und auch die Sektion wiefs noch unzweideutige Zeichen der noch fortbestehenden Entzündung nach. Von den verschiedenen Ausgängen, welche die Handbücher für so langwierige entzündliche Processe der Gelenke und des Hüftgelenkes insbesondere annehmen, Verschwärung, Anchylose, oder Luxation, trat keiner ein, dagegen bildete sich allmählig eine Verunstaltung aus, welche sich nicht auf das Gelenk allein beschränkte.

Die erste Frage, welche bei der Beurtheilung dieses interessanten Krankheitsfalles uns entgegen tritt, ist, welches ist die Begründung der Krankheit überhaupt und die Ursache ihrer langwierigen Dauer; hieran wird sich die weitere Frage reihen, auf welche Weise kommen die einzelnen Veränderungen in der Form und der Beschaffenheit der das Hüftgelenk und das Becken zusammensetzenden Theile zu Stande, welches ist der Mechanismus ihrer Entstehung und Ausbildung?

Ich bin weit entfernt behaupten zu wollen, dafs der Zustand, wie ich ihn in der voranstehenden Kranken- und

Sektionsgeschichte beschrieben habe, bisher in allen Beziehungen unbekannt geblieben sei; er ist nur als Ausgang chronischer Entzündungen des Hüftgelenkes in unsern Handbüchern nicht beachtet und auch da, wo er beschrieben, nicht in seiner Vollständigkeit aufgefafst worden. Die Beschreibung beschränkt sich fast durchweg auf den Zustand des Schenkelbeins und ist auch von diesem nur nach der Maceration und getrocknetem Zustande desselben entnommen. Es fehlt die Beschreibung der Veränderungen an dem Becken, insbesondere der Pfanne; der Weichtheile, namentlich der Knorpel, Bänder und Muskeln. Auch ist nur in sehr wenigen Fällen die Krankengeschichte in Verbindung mit dem Sektionsbefunde gebracht worden. Die Schlüsse über die Natur und Begründung der Krankheit, welche man nach so unvollständigen Voraussetzungen gebildet hat, sind daher auch zum grofsen Theile unrichtig und weichen sehr von einander ab.

In meiner Abhandlung (Beiträge zur Kenntnifs der Krankheiten des Hüftgelenkes, 1847), habe ich die verschiedenen älteren Ansichten über die Natur dieser Krankheit zusammengestellt und die Meinung ausgesprochen, dafs diese bestimmte Veränderung des Hüftgelenkes in vielen Fällen durch permanente Contraction der Muskeln und Bänder zu Stande komme. Zu den füher von mir schon citirten Schriften sind neuerdings, aufser mehreren kleinen Aufsätzen, Kritiken und Dissertationen, besonders noch hinzugekommen eine Abhandlung von Adams, Cyclopaedia of anatomy und R. W. Smith (a treatise on fractures in the vicinity of joints. Dublin 1847). Kurz zusammengefafst sind die Ansichten über die vorbeschriebene Destruction des Hüftgelenkes folgende:

1) Die Krankheit ist Folge des höhern Alters, einer mit Marasmus senilis als Ursache und Folge zusammenhängenden Interstitialresorption des Schenkelhalses und des Gelenkkopfs. (Bell, A. Cooper, Musée d'anatomie pathologique u. A.).

2) Die Krankheit ist Folge mechanischer Ursachen, heftiger Muskelanstrengungen bei ältern Arbeitsleuten (R. W.

Smith, Dublin journ. of med. sc. Vol. VI), oder permanenter Contraction der Hüftmuskeln (ich selbst).

3) Die Krankheit ist Folge einer dyskrasischen Entzündung und zwar der Gicht (Rokitansky), oder chronisch-gichtischer Entzündungen (Adams, cyclopaed. of anat. und R. W. Smith, treatise on fractures).

Von diesen Ansichten ist die erste von Bell selbst sehr bald verlassen worden, da die Beobachtung alsbald herausgestellt hat, dafs die Krankheit bei weitem nicht allein bei ältern Leuten vorkommt, sondern nicht selten selbst bei Kindern (Bell bei einem 3jährigen, ich bei einem 12jährigen) und sehr häufig bei jungen Leuten in der Blüthe der Jahre sich ausbildet. Wenn sie auch häufiger bei Bejahrten angetroffen wird, so liegt der Grund dafür gewifs nicht allein darin, dafs das höhere Alter die Disposition giebt, sondern dafs die Krankheit, wie der voranstehende Fall beweist, einer langen Reihe von Jahren zu ihrer Ausbildung bedarf und dafs die anatomischen Veränderungen des beginnenden Uebels nicht so leicht aufzufassen sind und defshalb der Beobachtung leicht entgehen. Ich stelle das Vorkommen bestimmter Veränderungen in der Gestalt der Hüftknochen, die veränderte Richtung des Schenkelhalses, interstitielle Absorption, Atrophia excentrica, Knochenbrüchigkeit u. s. w., als Wirkungen des Marasmus senilis durchaus nicht in Abrede, ich bestreite aber mit Bestimmtheit, dafs solche Veränderungen, wie sie auch der voranstehende Fall darbot, auch abgesehen davon, dafs ihre Entstehung schon in den mittlern Lebensjahren begann, Wirkungen des Marasmus senilis sein könnten. Es genügt darauf hinzuweisen, dafs die Krankheit, nicht, wie dieses bei der Wirkung einer allgemeinen Ursache sein müfste, sich über das ganze System verbreitet, sondern sich auf eine sehr bestimmte Stelle des Knochengerüstes, seiner Bänder und Knorpel beschränkt, dafs die Veränderungen selbst nicht solche sind, wie sie auf einer mangelhaften Ernährung, auf einem Ueberwiegen der zurückbildenden Thätigkeit beruhen, sondern dafs wir überall Neubildungen, Wucherungen, Verdickungen der Knochen und Bänder, kurzum einer gesteigerten und übermäfsigen Ernährung begegnen. Ich verweise auf den Sektionsbericht und die dort beschriebenen zahlreichen Knochenwucherungen, Verdickungen der diploëtischen Substanz, die zahlreichen Synovialanhänge u. s. w.

Es ist daher keinem Zweifel unterworfen, dafs die Krankheit, in der Form, wie sie in der voranstehenden Beobachtung sich ausbildete, auf einem pathologisch gesteigerten Ernährungsprocefs beruht, auf einer sehr chronisch verlaufenden Entzündung. Der Ursprung und die Ursachen der langen Dauer dieser Entzündung, sowie ihrer eigenthümlichen Folgen, sind noch in hohem Grade dunkel. Smith, die Hauptautorität über diesen Gegenstand, bemerkt: »Die Ursachen sind in gewissem Grade in Dunkel gehüllt; gewöhnlich scheint sie die Folge eines Anfalls von akutem Rheumatismus zu sein und ihr Ursprung ist zuweilen einem Fall auf den grofsen Rollhügel zugeschrieben. Aber in der gröfsern Zahl der Fälle, welche unter meine Beobachtung gekommen sind, scheint diese Krankheit spontanen Ursprungs zu sein und die Kranken, welche von ihr befallen, waren aufser Stand, einer bestimmten Veranlassung den Anfang ihrer Krankheit zuzuschreiben. Sie kommt zwar vor unter den höhern Klassen der Gesellschaft, sie ist aber unter armen Arbeitern und bei sonst gesunden Constitutionen am häufigsten. Sie ist häufiger bei Männern als bei Frauen und wird selten vor dem 50. Jahre gesehen, obwohl einige Beispiele auch bei Individuen unter 30 Jahren bekannt sind«. — Smith schliefst sich der Ansicht von Adams an, dafs die Krankheit auf einer chronisch-rheumatischen Arthritis des Hüftgelenkes beruhe. Unterstützt wird diese Ansicht von der Begründung der Krankheit dadurch, dafs die genannten Beobachter dieselbe oft bei ältern Leuten gesehen haben, dafs die Schmerzen durch Witterungswechsel gesteigert zu werden pflegen und durch die lange Dauer der Krankheit selbst, welche eine fortwirkende Ursache vorauszusetzen schien.

Dieser Ansicht von der gichtischen Begründung der Krankheit namentlich steht jedoch entgegen, dafs das Leiden so sehr häufig bei jungen, ganz gesunden Leuten und selbst bei Kindern vorkommt, bei denen weder das Alter noch das sonstige Befinden einen Gedanken an Gicht aufkommen lassen darf. Und wenn die Krankheit auch häufig bei ältern kränklichen Menschen gesehen wird, so weist die Krankengeschichte doch nach, dafs sie in deren jüngern Jahren und während sie noch vollkommen gesund waren, durch eine rein äufsere Veranlassung entstand. Einen Beleg dazu giebt die voranstehende Krankengeschichte, nach der die Hüftkrankheit zwar bei einem sehr alten Manne, der mit Krebs, kalten Abscefsen und Steinen in den Nieren behaftet war, beobachtet wurde, die Verfolgung der Krankengeschichte aber nachweist, dafs die Krankheit schon vor mehr als 40 Jahren, aus einer rein äufsern Veranlassung, ihren Anfang genommen hatte, zu einer Zeit, in welcher der Verletzte noch vollkommen gesund war und Acufserungen eines dyskrasischen Leidens durchaus nicht nachgewiesen werden konnten. Auch unter den Krankengeschichten, welche Smith und Adams aufführen, weisen bei weitem die Meisten eine traumatische Veranlassung nach, womit meine eignen Beobachtungen, sowie die von Chelius, Stromeyer u. A. übereinstimmen. In der That bilden solche Fälle, in welchen traumatische Veranlassungen nicht nachgewiesen werden können, nur seltene Ausnahmen unter der Mehrzahl entgegenstehender Beobachtungen. Gewifs sind auch für diejenigen, welche das Uebel aus einer constitutionellen Ursache hervorgehen lassen, die fast ausschliefsliche Beschränkung desselben auf ein bestimmtes Gelenk, sowie die Abwesenheit sonstiger Aeufserungen der Dyskrasie, schwer zu erklärende Thatsachen. Die Empfindlichkeit gegen das Wetter kann nicht als ein gültiger Gegengrund angeführt werden, denn sie zeigt sich bei allen langwierigen schmerzhaften Leiden, welches auch deren Veranlassung gewesen sei, sie beweist nichts für die Begründung der Krankheit, sondern nur, dafs irgend eine Stelle des Körpers gegen diese, wie gegen andere Störungen, empfindlicher geworden ist. Bekanntlich hat auch Rokitansky, ebenfalls von der Ansicht der arthritischen Begründung ausgehend, vergebens nach gichtischen, harnsauren Verbindungen in den Knochenansätzen gesucht.

Wenn nun aber allgemeine, constitutionelle Veranlassungen für die Entstehung und den so langwierigen Fortbestand und das allmählige Fortschreiten des Hüftübels in den meisten Fällen nicht nachgewiesen werden können, so fragt es sich allerdings, welche andere Veranlassungen sind es, welche diese Verhältnisse hervorrufen und unterhalten? In einer früheren Abhandlung habe ich einen Versuch zur Lösung dieser Frage gemacht und gestützt auf Analogien, klinische Beobachtungen und anatomische Untersuchungen den permanenten Zug und Druck gespannter Fascien und Muskeln als die Ursache der Verunstaltung des Gelenkes angegeben. Von dieser Ansicht kann ich auch jetzt, nach fortgesetzter sorgfältiger Beobachtung aller mir vorgekommenen Fälle und Vergleichung Alles dessen, was für und gegen meine Meinung geschrieben worden ist, in so fern nicht abgehen, als diese Veranlassung für die Verunstaltung des Hüftgelenkes, um die es sich hier handelt, gewiſs in der Mehrzahl der Fälle besteht. Die steigende Verkürzung faseriger Gebilde, von Sehnen und Muskelfasern, nach chronischen Entzündungen, die zunehmende Schwerbeweglichkeit und mangelnde Ausdehnbarkeit jener, sind ebenso bekannte Thatsachen, als die Wirkungen dieser verkürzten Fasern auf die Gebilde, die mit ihnen in Verbindung stehen, namentlich auf die Knochen. Die dauernde Verkürzung aponeurotischer Ausbreitungen der Muskeln und Muskelsehnen an dem Knie- oder Fuſswurzelgelenke nach chronischen Entzündungen und die Wirkungen der hieraus hervorgehenden Contractionen auf die Form der Gelenkflächen, die Abschleifung und Verunstaltung derselben, sind täglich beobachtete und nicht bezweifelte Vorkommnisse. Auch daſs durch solche Veranlassungen die Entzündung in dem Gelenke sehr langwierig gemacht und mannichfache weitere Verunstaltungen, Folgen eines entzündlich-exsudativen Processes, die Bildung von Verdickungen der Bänder, von Knochenausschwitzungen u. s. w. vorbereitet werden können, kann nicht in Abrede gestellt werden. Nach der besondern Form eines jeden Gelenkes, der bestimmten Anordnung seiner

Sehnen und Bänder, werden auch die Verunstaltungen, welche aus der beständigen Contraction jener hervorgehen, für jedes Gelenk besondere und im Allgemeinen vorausbestimmte, nur dem Grade nach verschiedene und nur selten auch der Art nach von einander abweichende sein. Im Allgemeinen läfst sich bestimmen, dafs die Abschleifungen, die Verkleinerung und Verflachung der Gelenkflächen nach der Richtung hin geht, nach welcher der stärkste Zug und Druck wirkt, d. h. nach der Richtung der kräftigsten Muskeln und der stärksten Bänder, im allgemeinen also nach der Richtung der Beuger. So sehen wir z. B. das Kniegelenk unter solchen Verhältnissen sich beugen und nach der Richtung, in welcher der Biceps wirkt, sich rotiren u. s. w. Was für alle Gelenke giebt, mufs auch seine Gültigkeit für ein einzelnes derselben haben und so sehen wir denn das Hüftgelenk von der allgemeinen Regel nicht ausgeschlossen, die Verunstaltungen desselben aber durch die von allen übrigen Gelenken ausgezeichnete Form desselben in eigenthümlicher Weise modificirt. Als Besonderheiten der normalen Form des Hüftgelenkes, welche auf die spätere Verunstaltung von Einflufs sind, hebe ich hervor, dafs die Gelenkhöhle eine tiefe Hohlhalbkugel ist, in welche der kugliche Gelenkkopf genau pafst, dafs die Muskeln nicht in gerader Richtung mit der Achse der Extremität wirken, sondern an dem Ende des Schenkelhalses, wie an einem Hebel erster Ordnung angeheftet sind, dafs die Wirkung der stärksten Muskeln nach hinten und oben geht, die daher den Gelenkkopf nach hinten und oben gegen den hintern und obern Rand der Gelenkfläche anziehen. Die Veränderungen, welche bei allzu starker und unablässiger Muskelwirkung hieraus hervorgehen, sind : dafs, während die Gelenkhöhle nach hinten und oben ausgeweitet und abgeflacht, der Gelenkkopf zugleich von oben her verkleinert wird. Es entsteht daher ein Mifsverhältnifs in der Gröfse und Weite beider; der Gelenkkopf wird abnorm verkleinert und die Gelenkhöhle übermäfsig erweitert, beide passen nicht mehr genau in einander und die Bewegungen des Gelenkkopfs in der Pfanne können nicht mehr die Glätte und Gelenkigkeit besitzen, welche erforderlich ist, um sie ohne alle Reibung vor sich gehen zu lassen. Dafs hiernach weiterhin der Winkel, in welchem sich der Schenkelhals an den Körper des Femur ansetzt, die Stellung des Trochanter, die Länge des Schenkelhalses u. s. w. sich verändern und in welcher Weise, bedarf keiner weitern Erklärung. In der hier angedeuteten Weise (des Weitern wegen verweise ich auf meine oben citirte Abhandlung und auf Smith) finden wir denn auch das Hüftgelenk in bei weitem der Mehrzahl der Fälle verunstaltet. Diese Uebereinstimmung in der nur gradweise verschiedenen Form der Verunstaltungen weist auf eine ebenso bestimmte, in den anatomischen Verhältnissen liegende gemeinsame Ursache hin, die ich in dem Vorausgeschickten hinreichend bewiesen zu haben glaube.

Das Vorausgeschickte enthält aber weiterhin auch schon einige Andeutungen über die Ursachen der chronischen Dauer der Entzündung, ihres nur zeitweise unterbrochenen, im Ganzen aber lebenswierigen Fortbestands, und der steigenden, auf entzündlichem Processe beruhenden Verunstaltungen. Die freie ungestörte Beweglichkeit eines Gelenkes setzt eine gewisse Form desselben voraus. Nur bei einer bestimmten Gestaltung können alle Bewegungen der Anordnung der Muskeln und dem Gebrauche entsprechend vor sich gehen. Jede Abweichung von dieser bestimmten Gestaltung mufs um so nachtheiliger, nicht allein auf die Bewegungsfähigkeit, sondern auch auf alle übrigen Eigenschaften des Gelenkes wirken, je genauer die Gelenkflächen im normalen Zustande in einander gefügt sind, je vielseitiger und unausgesetzter der Gebrauch ist und je mächtiger die Kräfte sind, welche auf dasselbe wirken. Alle diese Verhältnisse treffen bei dem Hüftgelenke zusammen: eine genaue kugliche Ineinanderfügung, die Bestimmung, die ganze Last des Oberkörpers zu tragen, vielseitige Bewegungen, kräftige Muskeln, die es umgeben u. s. w. Sobald einmal durch irgend eine Ursache die genaue Ineinanderfügung von Gelenkkopf und Pfanne gestört ist, so dafs die Oberflächen derselben sich nicht mehr bei allen Bewegungen entsprechen, so ist das Gelenk nur bei vollkommner Ruhe ohne alle Veranlassung zu Irritationen, jede Bewegung aber, und namentlich jede angestrengte, bringt nothwendig Reibungen und Pressungen hervor, die denen ähnlich sein müssen, wie in subluxirten Gelenken, oder wie wenn sich Knochenvorsprünge, Chondrome, in dem Gelenke befänden. Die Entzündung wird dadurch unterhalten, gesteigert und wenn sie einmal durch Ruhe und Antiphlogose gemindert scheint, alsbald wieder hervorgerufen, sobald sich der Kranke von neuem Bewegungen hingiebt. Jeder Entzündungsanfall setzt seine Folgen, vergröfsert die Verunstaltung und verhindert die Ausgleichung, die allenfalls durch endliche Ineinanderfügung der gegenüberstehenden Gelenkflächen möglich wäre. Wenn man dieser Ansicht entgegensetzt, dafs doch in andern difformirten Gelenken der Regel nach endlich eine Ausgleichung stattfindet und die Entzündungserscheinungen nachlassen, indem die Gelenkflächen sich einander anpassen, so antworte ich hierauf, dafs in solchen Gelenken, z. B. dem Knie, bei dem Genu valgum u. s. w. oder dem Fersengelenk, bei dem entzündlichen Plattfufse, diese Ausgleichung ebenfalls nur sehr langsam und nach zahlreichen Recidiven erfolgt, dafs die geringste über ein sehr beschränktes Maas hinausgehende Anstrengung, die Entzündungszufälle und ihre Folgen noch nach vielen Jahren von neuem hervorzurufen pflegt und dafs ich auch in dem Hüftgelenke die Möglichkeit dieser Ausgleichung durchaus nicht in Abrede stelle. So wie aber das Hüftgelenk für diese Verhältnisse die unglücklichste Form und Lage hat, so wird auch in ihm die Ausgleichung am seltensten erfolgen. Gelenke, in denen nur breite, platte Flächen sich berühren, und nur nach einer Richtung hin fast ausschliefslich sich bewegen, sind am besten geeignet, auch wenn sie nach irgend einer Richtung hin ausgewichen sind, die Gelenkflächen wieder einander anzupassen und die freie Bewegungsfähigkeit herzustellen, so namentlich im Knie, im Tibiotarsalgelenke u. s. w. Je allseitiger aber die Gelenkflächen sich nicht blofs berühren, sondern auch umfassen, und je vielseitiger die Bewegungen sind, desto schwieriger ist es, dafs Formabweichungen und Mifsverhältnisse der einzelnen Gelenktheile unschädlich werden.

Die vorgelegten Betrachtungen erklären, wie Entzündungen in dem Hüftgelenke, auch ohne dafs allgemeine dyskrasische Verhältnisse als Ursachen wirken, nicht allein Jahre lang, ja Zeitlebens fortbestehen können, sondern sie erläutern zu gleicher Zeit, warum solche Entzündungen und ihre Folgen das Hüftgelenk vorzugsweise häufig einnehmen. Diese Ansicht schliefst nicht aus, dafs nicht auch andere Veranlassungen, als Quetschungen und namentlich wiederholte Erkältungen, die ersten Veranlassungen dieser Gelenkentzündungen werden können, oder dafs Dyskrasien, namentlich Arthritis, in dem spätern Verlaufe des Lebens sich derselben bemächtigen und dazu beitragen können, sie zu unterhalten.

In der voranstehenden Beobachtung hat die anatomische Untersuchung zwar Verdickung, Straffheit und Verkürzung des Kapselbandes, aber keine weitere anatomische Abweichung in dem Zustande der Hüftmuskeln, als veränderte Lage, abhängig von der veränderten Gestaltung des Gelenkes und Fettlosigkeit, die mit der allgemeinen Abmagerung zusammenhing, nachgewiesen. In diesem Falle läfst sich eine permanente Contraction der Muskeln, zumal der Glutäen, da der Schenkel von Anfang an gegen den Leib gebeugt war, wenigstens anatomisch nicht mehr nachweisen, und die Annahme, dafs eine solche Contraction früher bestanden, sich aber später, nachdem durch sie gewisse Veränderungen in dem Gelenke veranlafst worden, wieder verloren hätte, hat schon defshalb hier wenig Annehmbares für sich, weil der Schenkel von Anfang an gegen den Leib gebeugt und nicht nach aufsen gerollt war. Auch zeigte sich der Schenkelkopf nicht in der Weise verändert, wie er es zu sein pflegt, wenn er durch eine permanente Contraction nach oben gezerrt wurde, er war nicht eigentlich verkleinert, sondern nur platt gedrückt, sein Umfang selbst vermehrt; er war nicht von oben her abgeschärft, der Trochanter nicht nach hinten gezogen und die Richtung des Schenkelhalses, an dem rechten Femur, wo sie sich noch deutlich erkennen läfst, nicht verändert und herabgedrückt. — Wenn daher auch die unablässige Wirkung gespannter Muskeln und Aponeurosen in vielen Fällen die Ursache der beschriebenen

Verunstaltungen des Hüftgelenkes ist, so scheint sie doch nicht die ausschliefsliche zu sein, sie ist wenigstens nicht überall nachweisbar. Es scheint, dafs wenn einmal durch irgend eine Ursache, durch eine entzündliche Ausschwitzung, ein Mifsverhältnifs der Formen der correspondirenden Gelenkflächen entstanden ist, dieses Mifsverhältnifs allein hinreicht, um einen chronischen Entzündungsprocefse zu unterhalten und weitere Difformationen vorzubereiten.

An diese allgemeineren Betrachtungen über die Begründung der Krankheit reihe ich weitere über den Mechanismus, durch welchen einzelne Erscheinungen zu Stande kommen.

Aus dem oben mitgetheilten Sektionsbericht erhellt, dafs sich die Verunstaltung nicht blofs auf die Form des Hüftgelenkes beschränkt, sondern auch auf die Gestaltung des ganzen Beckenraums erstreckt. Zugleich darf ich auf die dem Lebenden entnommenen Maase in den beiden voranstehenden Krankengeschichten (XIII und XIV) verweisen. Ein vergleichender Blick auf die oben mitgetheilten Maasverhältnisse beweist, dafs die Veränderungen der Beckenmaase, der Gestaltung des Beckens überhaupt, sehr von dem abweicht, was Hulshoff und nach ihm Rokitansky, als Veränderungen des Beckens im Gefolge des coxalgischen Processes beschreiben, ja diesen gröfstentheils geradezu entgegengesetzt sind. Die hauptsächlichsten Veränderungen, welche die genannten Beobachter als Folgen spontaner coxalgischer und traumatischer Luxationen, wenn beide Gelenke zugleich erkrankt, aber noch beweglich waren, angeben, sind:

1) Das Becken ist sowohl in seinem obern, als in seinem mittleren Beckenraume erweitert, durch Verdünnung des Knochens überhaupt, des Pfannenbodens, insbesondere durch Verflachung der Linea innominata mit Verschwinden des Winkels nächst der Kreuzdarmbeinfuge und des Tuberculum ileopectineum. An dem oben beschriebenen Becken dagegen ist die Conjugata der obern und mittlern Apertur unverändert, die queren Durchmesser dagegen sind sehr beträchtlich verkleinert. Die Biegung und Ausschweifung der Linea innominata ist vermindert, der Winkel vor der Kreuz-

darmbeinfuge ist verstärkt, so dafs die Linien der einen und der andern Seite beinahe parallel nach vorn verlaufen. Der Beckeneingang ist dem ähnlich geworden, wie an dem Becken, welches Robert (Beschreibung eines im höchsten Grade quer verengten Beckens,) beschrieben hat. Auch in der mittlern Apertur ist der Querdurchmesser verengt, hauptsächlich durch Verdickung der beiden Pfannenböden. An der Stelle, an welcher am normalen Becken der Knochen kaum 1''' dick ist, besitzt er an obigem Becken links eine Dicke von 8''' und rechts von 5'''. Entsprechend ist der Querdurchmesser ungefähr um 1'' verengert.

2) Der Beckenausgang ist erweitert, der Winkel des Schambogens ist stumpf, zu einem flachen Bogen umgestaltet, die Sitzbeinhöcker und Sitzbeinstacheln sind gleichsam nach aufsen herausgezogen, durch die Wirkung der an ihnen angehefteten Rollmuskeln, welche fast allein das Gewicht des Körpers zu tragen haben.

Auch diese Verhältnisse finden sich nicht an unserm Becken. Die Sitzbeinhöcker und Sitzbeinstacheln sind weder nach aufsen gezogen, noch ist der Schambogen zu einem stumpfen Winkel erweitert. Die einzig nachweisbare Veränderung im Vergleich mit andern, normalen Becken Erwachsener ist, dafs auch der Schambogen mehr nach rechts herüber steht. Dabei haben die Knochen des Beckenausganges ihre normale Dicke, das Becken selbst hat die gewöhnliche Höhe und die Rotatoren des Schenkels, der Quadratus, Obturatus und die Gemini, sind nicht in der Weise ausgedehnt und verlängert, wie bei coxalgischen Luxationen und wie es Hulshoff tab. IV. darstellt.

Das Becken hat sonach sehr bedeutende Veränderungen in Gefolge eines coxalgischen Processes erlitten, welche jedoch sehr von denen abweichen, welche bisher nach den Beschreibungen von Hulshoff, Rokitansky und Guérin bekannt waren.

Die Gründe für diese Abweichungen sind in der Verschiedenheit der Ursachen zu suchen. Da der Gelenkkopf die Pfanne nie eigentlich verlassen hat, da, so sehr auch die ursprüngliche Pfannenhöhle verflacht ist, durch neue Knochenausschwitzungen am Rande derselben, der Gelenkkopf nicht allein hinreichend fixirt, sondern selbst viel genauer als im normalen Zustande fest gehalten ist, so blieb auch, bei aller Verunstaltung, der Stützpunkt für die Last des Körpers in dem Gelenke und nicht in den angespannten Rotatoren. Diese sind daher nicht verlängert, die Knochenhöcker, an denen sie sich inseriren, nicht herausgezogen, der Beckenausgang nicht erweitert.

Die Querverengerung der mittlern und obern Beckenapertur hat wohl eine doppelte Ursache: für die mittlere Apertur die entzündliche Verdickung der Knochen des Pfannenbodens; für die obere die veränderte Stellung der Pfanne und des Gelenkkopfs, der Druck, den der nach oben gerückte Gelenkkopf auf den mittlern Theil der Linea innominata ausübte. Ich darf nicht unterlassen zu bemerken, dafs die Darmkreuzbeinverbindungen beider Seiten nicht anchylotisch sind.

Um mich zu überzeugen, ob die angegebenen Veränderungen in der Gestalt des Beckens nur in einem einzelnen Falle sich zufällig vereinigten, oder eigenthümliche Folgen eines besondern Krankheitszustandes seien, habe ich diejenigen Becken unseres pathologischen Museums, welche offenbar durch dieselbe Krankheit difformirt sind, verglichen. Leider besitzen wir jedoch keine ganze Becken mehr, sondern nur einzelne Darmbeine, oder selbst nur Stücke von Darmbeinen, welche man der bequemeren Aufbewahrung wegen von dem Reste des Beckens getrennt hat. Aber selbst diese Stücke reichen vollkommen hin, um zu beweisen, dafs die oben einer nähern Erörterung unterworfenen Veränderungen constante Folgen eines bestimmten Krankheitszustandes des Beckens sind. Es liegen 12 difformirte Darmbeine vor mir, welche offenbar durch dieselbe Krankheit, wie in dem voranstehenden Falle, verunstaltet worden sind, von denen 8 der linken, 4 der rechten Seite angehören. An allen ist die Grube für die sogenannten Haver'schen Drüsen verstrichen und die Stelle des Bodens der Pfanne, die im normalen Zustande am dünnsten ist, auf

3‴ — 9‴ verdickt. An allen ist die innere Fläche der Sitzbeine, welche der Pfanne entspricht, rauh, von zahlreichen Oeffnungen für den Eingang von Gefäfsen versehen, von einer Lage von Osteophyten, deutlichen Zeichen eines entzündlich-exsudativen Procefses, bedeckt. An keinem dieser Becken zeigen die Sitzbeinstacheln und Sitzbeinhöcker die von Hulshoff und Rokitansky für den cohalgischen Procefs in Anspruch genommenen Veränderungen. An allen ist der Bogen der Linea innomminata gestreckt. Es läfst sich daher auch aus diesen Beckenfragmenten entnehmen, dafs die ganzen Becken die von der Beschreibung Rokitansky's und Hulshoff's abweichende Gestaltung besafsen und dafs sie namentlich in ihren queren Durchmessern verengert, in ihren Ausgangsaperturen nicht erweitert waren.

Da die beiden Hüftgelenke gleichzeitig, aber in verschiedenem Maase difformirt sind, so läfst sich hiermit der Gang, den die Verunstaltung hier und in ähnlichen Fällen genommen hat, in mehren Beziehungen auf's Deutlichste nachweisen.

Minder Wichtiges übergehend bemerke ich hierzu nur Folgendes: Eine Corticalschichte, welche in der Richtung des Körpers des Femurs sich an dem äufsern Rande der spongiösen Substanz des Gelenkkopfes hinauf erstreckt, ist gewöhnlich für einen vollgültigen anatomischen Beweis einer durch knöchernen Callus geheilten vollkommne oder unvollkommenen Schenkelhalsfraktur angesehen worden. Es stützt sich hierauf die Ansicht von der Möglichkeit der Heilung dieser Frakturen und die hierauf gebaute Praxis. In meiner oben citirten Abhandlung: Beiträge zur Kenntnifs der Krankheiten des Hüftgelenkes etc. habe ich jedoch schon dargestellt, wie wenig diese Corticalschichte eine stattgefundene und geheilte Intracapsularfractur beweist. Die vorbeschriebenen beiden Hüftgelenke lassen auf's Deutlichste den Mechanismus erkennen, durch welchen diese Corticalschichten im Innern der spongiösen Substanz entstehen. An dem linken Femur sind die Richtung und die Länge des Schenkelhalses noch vollkommen normal, auch die normalen Contouren des Gelenkkopfes noch vollkommen erkennbar. Sein äufserer

Umfang ist jedoch von einer neugebildeten Knochenmasse überdeckt, welche sich über den noch erkennbaren Knorpel- und Cortikalüberzug herübergelegt hat und wie ein überhängender Saum den obern Theil des Schenkelhalses in der Länge von beinahe 1″ verdeckt. Zwischen diesem Saume und der Cortikalschichte des Schenkelhalses ist jedoch noch ein kaum linienbreiter Raum, der nur von Bandfasern ausgefüllt ist. An dem rechten Femur ist dieser Raum vollkommen ausgefüllt, die neugebildeten diploëtischen Massen haben sich unmittelbar an die Cortikalschichte des Schenkelhalses angeschlossen und diese in sich aufgenommen. So ist eine Cortikalschichte entstanden, die so weit in die diploëtische Substanz hineinragt, als jene von dieser überlagert ist. Sie geht unmittelbar in die Cortikalschichte des Femur über, sie ist ursprünglich nur ein Theil derselben.

Es wird hierdurch aufs neue der von mir schon früher behauptete Satz bestätigt, dafs, wenn vielleicht auch die Heilung der Intrakapsularfrakturen des Schenkelhalses durch knöchernen Callus nicht ganz unmöglich ist, die als anatomische Beweise dafür angeführten Fälle, wenigstens so weit sie mir bekannt sind, diesen Beweis nicht zu liefern vermögen, indem die angebliche Callusnarbe immer nur die Cortikalschichte des Femur ist, über welche sich der Knochensaum des Schenkelkopfes herübergelagert hat. Eben so beweisen diese Fälle nicht das Vorkommen von Infraktionen des Schenkelhalses, bei denen angenommen wird, dafs der Schaft des Femur sich in die diploëtische Substanz des Collums eindrücke, während dessen obere Fläche nur einknickt (Smith, l. c. p. 33 etc.). Die Lehre von der Heilung der Intrakapsularbrüche und die sich an dieselben anschliefsenden praktischen Regeln, sind also fortwährend noch nicht festgestellt. **W.**

XVI.

Es kamen in diesem Jahre eine Anzahl falscher Anchylosen in unserer Anstalt zur Beobachtung, deren Zusammenstellung uns ihrer Verschiedenheit wegen lohnenswerth dünkt.

Beobachtung I.

Der erste Fall betrifft den 13jährigen Pf. von schwächlicher, reizbarer Constitution, seit 3/4 Jahren mit einer Contraktur seltener Art am rechten Knie behaftet. Derselbe wurde vor einem Jahre von heftigem Leibschmerz befallen, welcher periodisch auftretend mehre Wochen anhielt und dem sich alsbald Convulsionen, die sich im Tage mehrmals und bis zu zwölfmal wiederholten, beigesellten. Wenige Zeit darauf begann sich die erwähnte Contraktur des rechten Kniegelenkes allmählig zu entwickeln. Der herbeigerufene Arzt vermuthete die Quelle des Uebels in einer Wurmsucht und wirklich entleerten sich auf die geeigneten Mittel längere Zeit hindurch täglich Spulwürmer, doch wurde hierdurch der Zustand in nichts geändert, was keineswegs gegen den Ursprung des Uebels aus dieser Quelle beweisend ist, denn wir wissen, wie leicht Neurosen von den sie veranlassenden Ursachen sich emancipiren und zu schwer heilbaren Individualitätskrankheiten heranbilden, indem die stets wiederholten Reizungen des excitomotorischen Centralorgans endlich idiopathische Krankheiten des Rückenmarks bedingen. Bei der Aufnahme des Knaben nun in unsere Anstalt, am 19. Juni, wurde derselbe regelmäſsig achtmal am Tage von gedachten Convulsionen befallen, die wir, da ihre kurze Dauer von nur wenigen Sekunden unser Herbeirufen unmöglich machte und der Zufall uns nie gegenwärtig sein lieſs, nur aus Beschreibungen kennend, für eine Form des groſsen Veitstanzes hielten. Das kranke Knie nun war genau im rechten Winkel gebogen, in seiner Form völlig unverändert, schmerzlos und lieſs sich sehr leicht über den genannten Winkel hinaus biegen, ein Umstand, der, wie bekannt, schliefsen läfst, dafs im Gelenke selbst keine krankhaften Veränderungen existiren. Versuchte man eine sanfte Extension, so zeigten sich der Semimembranosus und Tentinosus gespannt und man gewahrte hier und da in ihnen deutliche Oscillationen zwischen Krampf und Nachlafs, die sich aber bei jeder Erregung, bei gewaltsamen Streckversuchen des Unterschenkels, sofort zu dauernden tonischen Contraktionen steigerten. In weit geringerem Maase waren diese Erscheinungen am Biceps ausgesprochen. Interessant war ferner der Umstand, dafs das im wahren Zustande permanent gebeugte Glied im Schlafe ziemlich leicht fast vollständig gestreckt werden konnte, sowie auch die allgemeinen Convulsionen sich niemals nächtlicher Weile einstellten. Da jeder Versuch, das Glied zu strecken, den Widerstand der Muskeln nur erhöhte und die Quelle des Uebels unverkennbar im Rückenmarke und einer allgemeinen Convulsibilität wurzelte, so stand man vorläufig von jedem örtlichen Eingriffe ab und verordnete zur Tilgung des Allgemeinleidens tonische Mittel, China mit Eisen, mit Uebergehung der sogenannten Antispasmodica, deren ganze Reihe sich bereits dem früher behandelnden Arzte als nutzlos erwiesen hatte. Dabei täglich ein laues Bad nebst vieler Bewegung im Freien. Schon nach 10 Tagen war die Besserung merklich; rascher noch schien deren Fortschritt, als dem lauen Bade kalte Begiefsungen von immer beträchtlicherer Höhe herab beigefügt wurden. Am 7. Juli traten die Convulsionen nur noch dreimal täglich ein und bestanden in nur wenigen Zuckungen, welche der Knabe im Stehen überstand und das früher rechtwinklig gebogene Bein berührte mit dem vorderen Theile des Fufses den Boden; jeder Versuch jedoch, sich auf dasselbe ohne Beihülfe eines Stockes zu stützen, wurde durch sogleich wieder eintretende stärkere Contraktionen vereitelt. Da von jetzt an auf diesem Wege keine weitere Besserung erzielt wurde, so versuchte man nunmehr die Durchschneidung des Semimembranosus und Tendinosus, worauf das Bein sogleich beträchtlich nachgab. Fünf Tage später wurde zur Extensionsmaschine gegriffen, jedoch schon nach einigen Tagen bemerkte man, dafs der früher weniger gespannte Biceps seit dem Beginne der gewaltsamen Streckversuche nun seinerseits starken Widerstand leiste, wefshalb auch er durchschnitten wurde. Ungeachtet der bald darauf wieder begonnenen Extension mittelst der Maschine von Stromeyer, später jener von Little, wollte es nicht gelingen, das Bein völlig zu strecken, vielmehr hatte das durch die frühere Behandlung beinah gerade gewordene Bein durch die Tenotomie kaum etwas gewonnen und man fühlte selbst die beiden inneren Beuger, wie vor der Operation, gespannt und hier und da krampfhaft oscillirend unter der Haut. Um diesen krampfhaften Zusammenziehungen, die namentlich bei jedem Versuche zum Auftreten hervortraten und diese schmerzhaft machten, zu begegnen, wurde endlich eine Schiene aus Gutta percha, während möglichster Streckung um das Bein befestigt und Patient am 2. September in der Hoffnung entlassen, dafs die Natur selbst und die heranrückende Pubertät das ihrige zur Tilgung des Restes der Deformität und allgemeinen Convulsibilität beitragen werde.

Bezüglich dieses Falles, welcher sich uns als eine spastische Contraktur der reinsten Art darstellt, nur eine Reflexion: Die Ursache der Contraktur lag unzweifelhaft in den Beugemuskeln des Unterschenkels und nur in diesen und dennoch vermochte deren Durchschneidung nichts zur Hebung jener beizutragen. Es dient sonach die vorliegende Beobachtung zur Unterstützung jener Ansicht, nach welcher die Tenotomie bei rein spastischer Contraktur, so lange der Spasmus besteht, sich nutzlos erweist und vielmehr nur bei der sogenannten organischen Muskelverkürzung angezeigt ist, d. h. bei derjenigen Verkürzung, welche die Folge eines wirklichen, wenn auch nur sehr langsam vorschreitenden Verbildungsprocesses der Muskelsubstanz ist. Diese organische Muskelverkürzung gesellt sich zu Gelenkkrankheiten aller Art, sobald dieselben von langer Dauer sind und das Gelenk zu absoluter Unthätigkeit verdammen, ja sie ist selbst die stete Folge einer einfachen dauernden Funktionslosigkeit ohne jedes weitere Gelenkleiden, da jedes Organ mit Aufhebung seiner specifiken Funktion auch seine specifike Natur aufgiebt und einer Auflösung in allgemeines Bindegewebe zustrebt. Die Annahme der Nutzlosigkeit der Tenotomie bei spastischen Contrakturen, welche sich uns kürzlich neben der obigen Beobachtung auch in einem Falle von spastischem Klumpfufs bestätigte, hat nun freilich auch gewichtige Autoritäten gegen sich, die bei dieser Form häufig ein günstiges Resultat durch dieselbe erzielt haben wollen. Ich glaube diesen Widerspruch dadurch aufklären zu können, dafs man Vieles eine spastische Contraktur nannte, was in seiner Entstehung allerdings eine solche gewesen sein mochte, wo aber die Muskeln bereits jene Beschaffenheit angenommen hatten, wie wir sie bei der organischen Verkürzung finden, denn die Unterbrechungen der Funktion eines Muskels durch Krampf mögen ebenso, wie die aus jeder andern Quelle, zur endlichen Strukturumänderung führen; es dürfte daher auch bei dieser Form in späteren Stadien, wo alle jene im obigen Falle geschilderten Criterien des Muskelspasmus untergegangen, der Muskel zu einem reizlosen derben Strange von stets gleicher Spannung und Unnachgiebigkeit geworden ist, die Tenotomie noch von Nutzen sein. Wo man aber einen wahren Muskelkrampf durch die Myotomie gehoben haben will, hat man, wie ich vermuthe, auf Rechnung der letzteren gesetzt, was im Grunde der Nervendurchschneidung zukam. Wie will man die Thatsache, dafs z. B. Durchschneidung der Muskeln bei Gesichtskrampf manchmal erfolgreich, öfters erfolglos ist, dafs es sicherer ist, den Muskel an mehreren Stellen einzuschneiden, anders haltbar erklären, als dafs man die zu dem Muskel tretenden bewegenden Hauptnervenstämme bald traf, bald verfehlte und dafs man diese um so sicherer treffen wird, wenn man an verschiedenen Stellen einschneidet? Bei der spastischen Contraktur des Kniegelenkes können nun wohl die die Muskeln versorgenden Hauptstämme nicht erreicht werden und ihre krampfhaften Contractionen beginnen daher nach der Vereinigung der durchschnittenen Enden wieder. Es wird nun zwar eine Zwischensubstanz zwischen diesen gebildet und der Muskel daher verlängert, allein es wird dadurch hier, bei einer aktiven Muskelcontraktion, nichts erreicht sein, indem sich der Muskel sicher über seine vorige Verkürzung hinaus, d. h. bis zu dem früheren Grade seiner Spannung verkürzen wird. Aufserdem wissen wir, dafs eine Zwischensubstanz, welche ursprünglich 1 Zoll Länge und mehr betrug, sich im Laufe der Zeit mehr und mehr und bis zu wenigen Linien verkürzt. Diese Wahrnehmung der allmähligen Verkürzung der Zwischensubstanz, welche, ganz abgesehen von der spastischen Form, nach Durchschneidung verkürzter Muskeln überhaupt beobachtet wird, nöthigt uns zur Annahme, dafs die zur Streckung des Gliedes erforderliche Verlängerung des verkürzten Muskelstranges, wenn auch ursprünglich durch die Zwischensubstanz vermittelt, später doch durch die Dehnung des Muskels selbst erfolgen müsse. Zu dem Ende stellte Stromeyer die zu weiter Verbreitung gelangte Hypothese auf, dafs auch in jenen Muskelsträngen, welche wir oben organisch verkürzte nannten, eine dynamische Kraft, eine Art Krampfzustand thätig sei, welche die Verkürzung bedinge und durch die Tenotomie gehoben werde, dieser letzteren also eine dynamische Verlängerung des Muskels folge. Auch von Dieffenbach wurde diese Ansicht adoptirt. Sicherlich ist von dem nichts vorhanden. Jeder dauernd in Unbeweglichkeit erhaltene Muskel ist vielmehr, wie schon bemerkt, auf dem Wege, seine individuelle Beschaffenheit, die er immerhin verhältnifsmäfsig lange bewahrt, allmählig zu verlieren, sich in einen festen, harten, weder der Verkürzung noch Verlängerung fähigen Strang umzuwandeln, indem die eigentlichen Muskelfasern noch nicht genau beachtete Verbildungen eingehen, sehr lange aber die Fähigkeit ihrer Wiederentwicklung bewahren. Es lösen sich diese organischen Muskelcontrakturen nicht wie im Krampfe nach dem Tode auf, ein Beweis, dafs hier keine dynamische Kraft im Spiele ist. Mir scheint es vielmehr, dafs diese allerdings nicht zu läugnende Verlängerung des Muskels nach der Tenotomie auf Rechnung der Contraktilität der Zwischensubstanz zu setzen ist, welche, da sie über das untere Sehnen- und Muskelende wegen der Gegenwirkung des äufseren Streckapparates keine Macht hat, das obere Ende nach und nach herabzieht und verlängert.

Wir wissen, dafs man auch dort, wo gleich nach der Muskeldurschneidung ein Glied völlig gestreckt werden konnte, dennoch eines Verbandes oder einer Maschine bedarf, um das Glied gerade zu erhalten und wir werden nichts von Stromeyers dynamischer Muskelverlängerung als Folge der Durchschneidung verspüren und ein Recidiv entstehen sehen, wenn wir nicht zur Zeit der beginnenden Verkürzung der Muskelsubstanz das untere Muskelende fixiren und dadurch die Zwischenmasse nöthigen, sich statt auf Kosten des gestreckten Gliedes auf Rechnung des verkürzten Muskels zu verkleinern.

Beobachtung II.

Ludwig P., 17 Jahr alt, litt in der Hauptsache an Nekrose des Schienbeines und war dadurch gezwungen, seit mehren Monaten mit gebogenem Knie im Bette zu verweilen. Da sich der Knochenbrand am Unterschenkel sehr hoch hinauf erstreckte und die peripherische entzündliche Verdickung der Tibia und ihrer Weichtheile selbst bis zum Gelenke reichte, so sahen wir uns, eingedenk der häufigen Mitleidenschaft der Gelenke bei entzündlichen Vorgängen in ihrer Nähe, zu einer Untersuchung des Kniees veranlafst und fanden in der That, dafs dasselbe nicht über einen Winkel von 120 Grad gestreckt werden konnte. Die Beugemuskeln des Unterschenkels, deren Insertionen in die Verdickung des Unterschenkels tauchten, erschienen gespannt und waren offenbar, da das Glied leicht und schmerzlos vollkommen flectirt werden konnte, die Ursache der Verkrümmung. Man hätte unter diesen Umständen zur Tenotomie sich aufgefordert fühlen können, hätten wir nicht der Thatsache gedacht, dafs Contracturen in so früher Periode ihrer Entstehung fast unter allen Umständen ohne Trennung der noch sehr nachgiebigen Gewebsverkürzungen durch mechanische Behandlung allein sich beseitigen lassen. Erweichende Ueberschläge, eine gerade, an die hintere Fläche des Gliedes befestigte Streckschiene und öftere vom Kranken selbst vorgenommene Beuge- und Streckversuche genügten, dem Gelenke seine Streckung und Beweglichkeit wiederzugeben.

Wäre der Kranke nicht unter directer ärztlicher Ueberwachung gewesen, hätte man den verkürzten Gewebstheilen mehr Zeit zur Consolidation gelassen, so würde die organische Metamorphose der verkürzten Muskeln einen Grad erreicht haben, wonach die Beseitigung des Uebels mit weit gröfseren Schwierigkeiten verbunden und nur mit zu Hülfeziehung der Tenotomie zu heben gewesen wäre. Wir wollen somit durch diesen Fall angedeutet haben, wie wichtig es ist, bei allen Affecionen an und um Gelenke, welche zu längerer Unbeweglichkeit des Gelenkes zwingen, an die Möglichkeit einer oft unmerklich heranschleichenden Contractur zu denken, zu deren Bewerkstelligung nicht allein ganz gelinde Entzündungsgrade hinreichen, sondern die selbst anscheinend ganz ohne eine solche als alleiniges Resultat der lange unterhaltenen Unbeweglichkeit eines Gelenkes beobachtet worden ist. Die Abhandlung Teissiers von Lyon über die Wirkungen der Unbeweglichkeit auf gesunde Gelenke beweist durch den Sectionsbefund, dafs sogar wahre Anchylose, d. h. knöcherne Verschmelzung der Knochen des Gelenkes als Folge davon entstehen kann, mit andern Worten, dafs ein Gelenkapparat, wie alle organischen Apparate, sich verbildet und als solcher zu bestehen aufhört, wenn die zu seiner specifischen Existenz nothwendigen functionellen Reize dauernd unterbrochen werden.

Beobachtung III.

Hannchen Kassel, 24 Jahre alt, regelmäfsig menstruirt unverheirathet, von guter Gesundheit, wurde vor 6 Monaten von einem acuten Gelenkrheumatismus des linken Kniees befallen, wefshalb sie 5 Wochen lang in der medicinischen Abtheilung hiesiger Anstalt verweilte, worauf sie, obwohl nicht geheilt, in ihre Heimath ging, wo sie ohne ärztlichen Rath noch weitere 6 Wochen des schmerzhaften Knieleidens wegen das Bett hütete. Erst jetzt verliefs sie dieses, bemerkte aber bald, dafs sie das stark gebogene, bei jedem Versuche aufzutreten sehr schmerzhafte Bein (wefshalb sie an Krücken ging) weder strecken noch beugen konnte. Endlich überzeugt, dafs von der Zeit allein für ihr Uebel nichts weiter zu hoffen sei, trat sie, nach halbjähriger Dauer der Affection, am 4. Septbr. in unsere Krankenabtheilung ein.

Jetziges Verhalten : Das linke Kniegelenk ist in einem Winkel von 120 Grad gebogen, in seiner Form wenig verändert, nur an seiner unteren Hälfte und namentlich in der Kniekehle etwas gefüllter, ohne Zweifel von einer Verdickung der Synovialmembran und des Kapselbandes herrührend. Die Kniescheibe ist unbeweglich und zeigt auch bei seitlichem Drucke auf ihre Ränder keine merkbare Verschiebung, weſshalb auf eine feste Verwachsung derselben geschlossen wird. Streck- und Beugeversuche des Unterschenkels lassen noch eine geringe, jedoch sehr schmerzhafte Beweglichkeit erkennen. Bei Extensionsversuchen spannen sich Semi-Membranosus und Tendinosus. Die falsche Anchylose kam sonach auf Rechnung der Verwachsung der Kniescheibe, der Verdickung der Synovialmembran und der diesen Zuständen nachfolgenden Verkürzung der genannten Muskeln. Geschreckt durch die beträchtlichen Schmerzen, welche ihr die Untersuchung des Gliedes verursacht hatte, verlieſs sie an demselben Tage das Spital, kehrte jedoch, die Hülflosigkeit ihrer Lage erwägend, schon am folgenden Tage wieder, bereit, sich jeder Behandlung zu unterziehen. Die Schmerzhaftigkeit des Kniees schien zu gebieten, vorläufig durch antiphlogistische und besänftigende Mittel für mechanische und operative Eingriffe die Bahn zu brechen; mit Verzicht auf eine lange ungewisse Vorbereitungskur, wurde aber schon 3 Tage später zur Durchschneidung des Semimembranosus und Tendinosus geschritten, wobei der Unterschenkel sogleich in etwas geradere Richtung kam. Vier Tage danach wurde die Extension mittelst der Little'schen Maschine begonnen. Diese erregte nun im Beginne ansehnlichen Schmerz, so daſs Patientin nicht verhindert werden konnte, in unserer Abwesenheit das Knie durch Umdrehen der hinteren Schraube immer wieder zu flectiren. Von besonderem Interesse war aber in diesem Falle die Wahrnehmung, die ich auch schon in andern Fällen gemacht zu haben glaubte, daſs während dieses wiederholten Streckens und Beugens des Kniees, Ab- und Wiederanlegens der Maschine die hohe Schmerzhaftigkeit, welche bei der Aufnahme der Patientin im Knie bestand, sichtlich sich minderte, so dafs chon am 18. Septbr. das Bein auf jenen Grad der Streckung gebracht war, über welchen hinaus Herr Wernher nicht zu gehen pflegt, da bekanntlich ein wenig gekrümmtes Knie zum Gehen viel geeigneter, als ein völlig gestrecktes ist, wie man sich leicht überzeugt, wenn man mit steif gehaltenem ganz geradem und dann mit leicht gebogenem Knie auf einem unebenen Boden zu schreiten oder eine Treppe zu ersteigen versucht; im ersteren Falle mufs man, um die Planta zu lösen, die ganze Extremität durch eine beschwerliche Drehung des Beckens emporziehen, während man im zweiten Falle die geringe Verkürzung des Beines ohne alle Mühe durch leichtes Herabsenken der Fufsspitze ersetzt. Von Wiederherstellung der natürlichen Beweglichkeit des Kniegelenkes konnte natürlich nicht die Rede sein, da die Kniescheibe mit dem Femur verwachsen, die Einwirkung des Triceps auf den Unterschenkel daher aufgehoben war. Die Kranke wurde darum zur Verhütung eines Recidives, welches bei nicht völlig gestrecktem Beine eine Zeit lang sets zu besorgen ist, mit einer hinteren Schiene versehen und sofort entlassen.

Ich habe durh unsere zweite Beobachtung darzulegen versucht, wie leicht man oft in der Bildung begriffenen Verkrümmungen durch rechtzeitig angewandte Mafsregeln vorbeugen kann. Die Dritte giebt uns ein so häufig vorkommendes Bild, wo sich Kranke mit hartnäckigem Gelenkrheuma endlich aller ärztlichen Hülfe entziehen und nur noch von der Zeit, vom Bette und strengster Ruhe Hülfe erwartend, den schleichenden Verwachsungsprocefs eine solche Festigkeit erlangen lassen, dafs sich in späterer Zeit der Chirurg glücklich schätzt, wenn es ihm gelingt, mit Dreingebung jeder Gelenkbewegung das Bein mindestens zu einer nothdürftigen Stütze für die Körperlast zu machen. Es gehören aber jene Fälle nicht zu den Seltenheiten, wo selbst Aerzte der möglichen Hervorbildung einer Contractur aus Gelenkrheuma so wenig gedenken, dafs sie, ihr ganzes Augenmerk nur auf letzteren richtend, weder durch frühzeitige Bewegungen des Gelenkes jener zu begegnen trachten, noch auch nur für die Erhaltung einer zweckmäfsigen Lagerung des Kniegelenkes Sorge tragen. Die passendste Lagerung ist aber unter diesen Umständen unstreitig eine nur wenig gebeugte, durch Unterschiebung eines dünnen, gegen den Fufs hin an Dicke abnehmenden Kissens, wodurch die Muskeln des Kniegelenkes in die möglichste Erschlaffung versetzt werden, der Gelenkhöhle für etwaige Ergüsse die gröfste Capacität verliehen und bei nicht zu vermeidender Anchylose für das Glied die günstigste Stellung erzielt wird. Zur Verhütung der Auswärts- oder Einwärtskehrung des Beines können dicke Spreusäckchen dienen, welche man nach vorläufiger Einwicklung des Unterschenkels an dessen äufsere und innere Seite legt und durch eine darüber befestigte Papp- oder Holzschiene unterstützt.

Fassen wir nun jenen oft Monate und Jahre unverändert fortdauernden, nur aber bei Bewegungsversuchen hervortretenden Gelenkschmerz näher ins Auge, so dürfte sich ergeben, dafs er mit dem ursprünglichen Gelenkrheuma meistentheils in gar keiner Beziehung mehr steht, dafs sich vielmehr die Befallenen der vollsten Gesundheit erfreuen können, wieder aufblühen und sich oft der schmerzhaften Entstehung ihres Uebels kaum noch erinnern. Im vollsten Widerspruche hiermit dauert aber dieser nie spontan, sondern nur auf Gelenkbewegungen hervortretende Schmerz gleichmäfsig fort oder steigert sich selbst allmählig, führt aber nicht zu Arthrocace, zu Ulcerationen, zu Vereiterungen des Gelenkes, der in demselben statthabende Procefs ist vielmehr ein plastischer und führt früher oder später zur Anchylose, womit dann Schmerz und Beweglichkeit für immer aufhören. Dieser schleichende plastische Procefs wird aber nicht allein nach lange dauerndem Gelenkrheuma, sondern früher oder später selbst an völlig gesunden Gelenken beobachtet, wenn dieselben lange Zeit hindurch zu absoluter Unthätigkeit verdammt sind und ich habe bereits der Erfahrungen T e i s s i e r s gedacht, welcher diesen Procefs in solchen] gesunden Gelenken bis zur knöchernen Vereinigung der Gelenkenden führen sah. Meine Ansicht geht sonach dahin, dafs jenes oben geschilderte chronische Gelenkleiden in einem Verbildungsprocesse als Folge langer Unbeweglichkeit besteht. Bewegung ist für das Gelenkleben unentbehrlich, nicht minder, wie das Licht der Erhaltung der Netzhaut. In einem unbewegten Gelenke versiecht endlich die Absonderung der Synovia; eine Synovialhaut aber, die keine Synovia absondert, hört bald auf, eine solche zu sein, sie schwindet, wie auch die Gelenkknorpel, kurz alle Gelenkgebilde von specifischer Natur lösen sich in die allgemeinen Grundgewebe, in Zellstoff und Knochenmasse auf. War nun ein anderes Gelenkübel, ein Rheuma die Ursache der langen Unbeweglichkeit, so verschmelzen die Symptome des ersteren so allmählich mit den Folgen der letzteren, dafs mancher Arzt, hierdurch getäuscht, stets noch fortfährt, den Kranken fruchtlos mit Blasenpflastern, Einreibungen, Wärme und strengster Ruhe zu behandeln, bis endlich mehr oder minder vollkommene Verbildung und Anchylosirung des Gelenkes eingetreten ist. Manchmal jedoch erschöpft sich schon früher des Kranken und des Arztes Geduld, man schreitet zu Bewegungs- und Streckversuchen und sieht dann in dem Maase, als die Beweglichkeit zunimmt, von Tag zu Tag jene Schmerzhaftigkeit mehr schwinden. In jenen Fällen aber, wo wegen nicht mehr zu lösender Verwachsung der Patella, wegen allzu bedeutender Formveränderungen des Knices eine vollständige Anchylosirung des Gelenkes uns wünschenswerth erscheint, hüten wir uns wohl, durch die leichtesten Bewegungen diesen organischen Verbildungsprocefs zum Stillstande zu bringen.

Passende Lagerung einerseits und frühzeitige, methodische (active und passive) Bewegung andrerseits gehören somit zu den allerwichtigsten, immer noch nicht gehörig gewürdigten Hülfsmitteln zur Vermeidung wie Heilung von Gelenkverkrümmungen.

Beobachtung IV.

Marie Alt, 21 Jahre alt, als Kind stets gesund, seit dem 14. Jahre menstruirt, unverheirathet, wurde vor 3 Jahren von einem acuten, auf das rechte Knie sich beschränkenden

Gelenkrheumatismus befallen, welcher örtlich durch Blutigel und wiederholte Schröpfköpfe, sowie durch innerliche, ihr unbekannte Mittel bekämpft wurde; doch war erst nach 3 Monaten der Schmerz in so weit gemindert, dafs Patientin an Krücken das Bett verlassen konnte. Das Knie, um dessen Lagerung man sich nicht gekümmert hatte, war im spitzen Winkel gebeugt. In diesem Zustande blieb Patientin, die sich im Uebrigen völlig wohl befand, ein ganzes Jahr hindurch, erst dann suchte sie wieder Hülfe bei einem Landarzte, welcher die Durchschneidung der Beuger des Unterschenkels vornahm, indem er ziemlich grofse Hautöffnungen machte und die Sehnen, wie die Kranke versichert, etwas hervorzog, infolge dessen die eine Wunde (innere) eine Zeit lang eiterte. Nach Heilung derselben wurde die Streckung begonnen und 3 Monate hindurch fortgesetzt, nach welcher Zeit das Knie bis zu einem Winkel von 100 Graden gestreckt war. Später wurde Patientin noch von mehren andern Aerzten mit blutreinigenden Mitteln, Fontanellen, Einreibungen von Pustelsalbe u. dgl. behandelt, indem man auch hier, wie so häufig, den empfindlichen, nur bei Bewegungen sich äufsernden Gelenkschmerz auf Rechnung der Fortdauer des vor 3 Jahren bestandenen acuten Gelenkrheuma setzte; endlich am 5. Juli kam sie in unsere Anstalt. Wir fanden Pat. wohl genährt, von ungetrübter Gesundheit; das kranke Knie war beträchtlich verdickt, in seiner Form sehr verändert, bei Bewegungsversuchen sehr schmerzhaft, beinah rechtwinklig gebogen. Die Kniescheibe war schwierig wahrzunehmen, verkümmert und in derjenigen Lage fest verwachsen, welche sie früher bei der spitzwinkeligen Beugung des Gelenkes inne hatte, d. h. sie war in den Zwischengelenkraum zwischen Femur und Tibia eingesenkt und wahrscheinlich nur an ihrem oberen Ende mit den Condylen des Femur knöchern verbunden. Am unteren vorderen Theile des Kniees fühlte man eine speckige Wulst, durch welche man das Ligamentum patellae nicht unterscheiden konnte. Bei Bewegungsversuchen wird noch eine geringe schmerzhafte Beweglichkeit wahrgenommen. Der Biceps erschien stark gespannt, die inneren Beuger (welche nach der früheren Durchschneidung geeitert hatten) dagegen nicht. Zur Erleichterung der weiteren Streckung wurde die nochmalige Durchschneidung des Biceps für nützlich erachtet und am 18. Juli verrichtet. Vier Tage später wurde die Streckung mittelst des Little'schen Apparates begonnen, jedoch später, da er zur genügenden Streckung nicht ausreichte, mit jenem von Tamplin vertauscht, mit welchem die Extension so lange fortgesetzt wurde, bis man den beinahe geraden Unterschenkel vorne durch einen harten knöchernen Körper plötzlich angehalten fühlte, was seinen Grund darin hatte, dafs die Tibia an den unteren Rand der anchylosirten Kniescheibe anstiefs. Hätte man jetzt eine noch weitere Streckung erzwingen wollen, so würde dadurch eine Luxation der Tibia nach hinten bewirkt worden sein, denn da durch die festgewachsene Kniescheibe die Tibia verhindert wurde, sich weiter nach vorne zu begeben, so mufsten bei stärkerer Geraderichtung der letzteren zuerst Femur und Tibia nach hinten ihre Berührungspunkte verlieren, bis bei noch höherer Extension der vordere Rand der Tibia eine Neigung erhalten hätte, über die Condylen des Femur nach hinten wegzugleiten. Es war in diesem Falle infolge der mit der allmähligen Streckung nothwendig verbundenen Gelenkbewegung eine unerwünschte Gelenkbeweglichkeit zurückgekehrt. Patientin konnte nämlich den Unterschenkel schwach flectiren, aber wegen der Verwachsung der Kniescheibe natürlich nicht strecken, welchen Defect sie durch eine schlenkernde Bewegung, wodurch sie den Unterschenkel nach vorne brachte, zu ersetzen suchte. Natürlich konnte ihr unter solchen Umständen das Bein zu keiner sicheren Stütze dienen, es mufste vielmehr unser Streben dahin gehen, den Destructionsprocefs im Gelenke durch absolute Unbeweglichkeit wieder in Gang zu bringen, damit das Knie in dieser geeigneten Stellung zur vollkommenen Anchylose gelangen möge. Ueber den Gebrauch eines festen Schienenverbandes belehrt, verliefs darauf das Mädchen unsere Anstalt.

Anchylosirungen und Mifsstaltungen der Kniescheibe sind eine der unangenehmsten und leider sehr häufigen Complicationen der Knieverkrümmungen. Von ihrem Bestehen oder

Nichtbestehen hängt es vorzugsweise ab, ob wir dem Kranken Hoffnung geben dürfen, die Beweglichkeit seines Gliedes wieder hergestellt zu sehen, oder ob er sich mit einer blofsen Lagenverbesserung begnügen mufs und selbst diese wird nur unvollständig erreicht werden, wenn, wie im obigen Falle, die Kniescheibe während einer spitzwinkligen Beugung des Gelenkes verwuchs, weil sie in dieser Lage jenen Theil der Femoralcondylen deckt, welcher in der Streckung mit der Tibia in Berührung treten mufs.

Beobachtung V.

Wilhelm K., 11 Jahre alt, von schwächlicher Constitution, hatte in früheren Jahren an Tumor albus des rechten Kniegelenkes gelitten, welcher, jetzt abgelaufen, beträchtliche Veränderungen in den weichen und knöchernen Gelenktheilen hinterlassen hatte. Die Haut adhärirte durch vernarbte Fistelgänge an der inneren und äufseren Seite des Kniees mit den Condylen des Femur, der im rechten Winkel gebeugte Unterschenkel war mäfsig nach aufsen rotirt, die Kniescheibe war nach aufsen gewichen, ruhte auf dem Condylus ext. femoris und war fest mit demselben verwachsen; Streck- und Beugeversuche liefsen kaum noch eine geringe Beweglichkeit wahrnehmen, verursachten jedoch noch lebhaften Schmerz, was zu dem Schlusse berechtigte, dafs der Verbildungsprocefs des Gelenkes noch nicht ganz vollendet sei, eine geeignetere Stellung des Unterschenkels zum Oberschenkel daher immer noch erzielt werden dürfte. Die Sehne des Biceps war durch frühere Eiterung zerstört, die des Semimembranosus und Tendinosus dagegen sehr gespannt. Zur Erleichterung der Streckung wurden daher am 27. Mai die genannten Muskeln durchschnitten und am 29. Mai zu Stromeyer's Streckapparat gegriffen. Am 2. Juni war die Lage des Unterschenkels bereits sichtlich gebessert, doch machte die durch den Druck der Maschine veranlafste Schmerzhaftigkeit eine Unterbrechung der Extension nöthig. Am 29. Juni hatte die später mittelst der Maschine von Little fortgesetzte Streckung einen befriedigenden Grad erreicht. Man legte zur Verhütung eines Recidivs auf die vordere Fläche des Beines eine Schiene aus Gutta percha, befestigte dieselbe durch um das Glied geführte Spangen aus demselben Stoffe und entliefs den Knaben mit der Anweisung, den Rest des verkürzten Gliedes durch einen Stiefel mit hohem Absatze zu ersetzen.

Es dürfte bezüglich dieses Falles, welcher, wie erwähnt, mit spontaner Luxation der Kniescheibe nach aufsen complicirt war, die Beleuchtung der Frage von Interesse sein, was wohl die Ursache dieser so häufigen Erscheinung bei Contracturen des Kniegelenkes ist? Mir scheint dieselbe nach Vergleichung zahlreicher Präparate des hiesigen pathologischen Kabinets in zwei Punkten begründet: 1) In der anatomischen Disposition der Theile. Drei natürliche Skelette, welche ich verglich, zeigen, dafs die Tibialinsertion des Lig. patellae, die Spina tibiae nicht gerade unter dem Zwischenraum der beiden Femoralcondylen, der sogenannten Rolle liegt, sondern nach aufsen davon, unter dem äufseren Condylus. Ferner ist nun zwar der äufsere Condylus Fem. vorne weiter hervorspringend als der innere, ein Umstand also, der spontane Ausweichung nach aufsen bei Contractur des gestreckten Kniees erschweren wird, aber er ist dabei weit kürzer, als der innere Condylus, da aber in der Beugung die untere Fläche des Condylus zur vorderen, der Patella zugekehrten wird, so kann die letztere alsdann in dieser Lage viel leichter über jenen weggleiten, wozu sie durch die weiter nach aufsen gelegene Tibialanheftung ihres Ligamentes, den stumpfen Winkel, den der Ober- mit dem Unterschenkel nach innen bilden, sowie die Erschlaffung der Muskeln und Bänder, welche bei der Beugung des gesunden Beines die Kniescheibe fest gegen die Rolle andrücken, noch besondere Neigung erhält. 2) Der pathologische Grund worauf auch Bonnet (Krankheiten der Gelenke) schon aufmerksam macht, ist eine mit der Verschiebung der Patella oft gleichzeitig bestehende abnorme Rotation der Tibia nach aufsen, wodurch der Insertionspunkt des Lig. patellae noch mehr nach aufsen gerückt wird, wie sich dies auf's Deutlichste aus einem mir vorliegenden Präparate ergiebt. Endlich kann eine Subluxation der Tibia nach aufsen, d. h. eine durch Erweichung der Bänder möglich gewordene, mehr oder minder beträchtliche Ausweichung der Tibia nach aufsen die Veranlassung der Verschiebung der Patella werden. Sobald die Kniescheibe verschoben ist, verändert sich sehr schnell ihre Form. Ihr hinterer Knorpelüberzug, ihre beiden hinteren Flächen und der sie trennende Rand gehen schnell verloren, sie höhlt sich nach der Form des Condyls, auf welchem sie ruht, aus und verwächst mit demselben. Was endlich die eben erwähnte, wegen ihrer Häufigkeit bei Contracturen des Kniegelenks ebenfalls sehr bedeutungsvolle Subluxation der Tibia nach aufsen und hinten betrifft, so herrschen bezüglich ihrer Entstehung gleichfalls sehr abweichende Meinungen. Tamplin (über Natur, Erkenntnifs und Behandlung der Verkrümmungen) kann sich das Ausweichen des Unterschenkels nach aufsen nur dadurch erklären, dafs der Biceps mehr Kraft besitze, als der Semimembranosus und Tendinosus und dafs derselbe mehr an der äufsern Seite liege, als diese an der inneren. Mir scheint es, als sei der Biceps, indem er nach innen vom Femur am Tuber ischii entspringt und jenen kreuzend sich von oben und innen nach aufsen und unten begiebt, eher geeignet, die Tibia nach innen als nach aufsen zu luxiren. Die richtige Erklärung der Ausweichungen der Tibia suchte Bonnet mit Recht in der Lagerung der kranken Extremität. »Stützt der Kranke, sagt jener, wie gewöhnlich, das halb gebogene Glied auf den äufseren hinteren Theil des Fufses und ist dabei das Knie nach aufsen nicht gehörig unterstützt, so strebt das Gelenk, sich nach aufsen und hinten zu öffnen und die kranken Lig. lateralia externa und posteriora genu werden ausgedehnt. Es entsteht dann die doppelte Dislocation, bei welcher die Condyli der Tibia mehr oder minder nach aufsen von den Condylis femoris und hinter sie gleiten, während der Unterschenkel eine Rotation erleidet, wodurch die innere Fläche der Tibia mehr oder weniger zu einer vorderen, die Fufsspitze nach aufsen, die Ferse nach innen gekehrt wird. Diese Art Rotation mufs dem Drucke der Unterlage auf die äufsere Seite des Calcaneus zugeschrieben werden.« Und diese Ansicht Bonnets bestätigt sich durch die tägliche Erfahrung, wonach man solche Ausweichungen nur da findet, wo nicht für gehörige Unterstützung des Kniees und passende Lagerung Sorge getragen wurde, sowie durch ein vor mir liegendes Präparat, wo sich zwischen den äufseren Condylen des Femur und der Tibia ein bedeutender, durch neu gebildete Knochenmasse ausgefüllter Zwischenraum befindet, während die beiden inneren so stark gegeneinander geprefst erscheinen, dafs ein grofser Theil des Kopfs der Tibia daselbst durch Druck geschwunden ist. Es ist klar, dafs diese Ausweichung nicht, wie Tamplin meint, durch eine Zusammenziehung des Biceps zu Stande kommen konnte, der vielmehr umgekehrt verlängert sein mufste. Wenn Bonnet jedoch weiter behauptet, dafs trotz dieser Lagenveränderung des Femur mit der Tibia das Knie doch nie einen nach aufsen vorspringenden stumpfen Winkel bilde, so widerlegt ihn hierin dasselbe Präparat, wo dies in ansehnlichem Grade statt findet. **S.**

Anhang.

Einer eben erst zur Vollendung gekommenen Beobachtung, welche zu Gunsten der obigen Theorie: Unterbrechung des Verbildungsprocesses schmerzhafter, unbeweglich gehaltener Gelenke durch Restituirung der Gelenkfunction, spricht, sei mir vergönnt, noch schliefslich mit einigen Worten zu gedenken.

Susanne S., 32 Jahr alt, früher stets gesund, litt vor fünf Jahren an einer entzündlichen Affection der Bänder des rechten Fufsgelenkes mit beträchtlicher Anschwellung und allmähliger Formveränderung des Fufses durch entzündliche Verkürzungen der Gelenkbänder und benachbarten Muskeln, so dafs nach abgelaufenem Entzündungsprocesse zur Geraderichtung des zum Klumpfufse verbildeten Gliedes die Durchschneidung der Achillessehne von Hrn. Professor Wernher verrichtet wurde. Durch die Operation und den nachfolgenden Maschinengebrauch war die Stellung des Fufses beträchtlich verbessert worden und die Kranke war im Stande, mit der ganzen Fufssohle den Boden zu berühren; die Veränderungen jedoch, welche die Entzündung in dem Bandapparate des Gelenkes gesetzt hatte, hinterliefsen eine beträchtliche Beschränktheit der Beweglichkeit des Fufses, einige Verkürzung und Einwärtskehrung desselben, einen leichten Grad des Varus. Obwohl nun der frühere Krankheitsprocefs seit Jahren abgelaufen, jede Spur von Entzündung beseitigt und die Frau sich einer blühenden Gesundheit erfreute, so verursachten doch, bei Abwesenheit jedes spontanen Schmerzgefühles, passive Bewegungen des Gelenkes, sowie das leichteste Auftreten auf den Fufs zum Zwecke der Fortbewegung, beträchtliche Schmerzen, welche stets des Morgens am heftigsten, sich gegen Abend, wenn durch mühseliges Umhergehen die Gelenkabsonderung in etwas bethäthigt war, um Weniges zu mindern pflegten. In diesem Zustande war Patientin trotz der mannichfachen örtlich angewandten Mittel seit einem Jahre geblieben und die Hülflosigkeit ihrer Lage, die Unmöglichkeit, sich ihres Fufses ohne Schmerz zu bedienen, hatte dieselbe manche Thräne gekostet, als vor drei Wochen mir die Kranke zum Versuche einer auf die obige Theorie gestützten Behandlung zur Verfügung gestellt wurde. Ich liefs nun dieselbe öfters im Tage möglichst ausgedehnte Bewegungen nach allen Richtungen des kranken Fufsgelenkes vornehmen, wozu sich anfangs Patientin der Schmerzen wegen nicht gerne verstand und die selbst wegen einer sich hinzugesellenden spontanen (entzündlichen) Schmerzhaftigkeit zwei Tage lang ausgesetzt werden mufsten, unter der allmähligen Wiederaufnahme der Manipulationen verlor sich jedoch aller Schmerz in so überraschender Art, dafs jetzt, nach nicht ganz vierwöchentlicher Anwendung dieser Methode, die Frau sich ohne jedes Schmerzgefühl ihres Fufses zu bedienen vermag, der nur in Folge der nicht wieder zu gewinnenden völligen Freiheit der Gelenkbewegungen den Gang einigermafsen beschränkt. Patientin verlangte heute, über ihren Zustand befriedigt, ihre Entlassung. **S.**

XVII.

Laryngitis chronica ulcerosa; Orchitis chronica.

(Krankengeschichte aufgenommen von Herrn Hoffmann aus Giefsen.)

Der seit zwei Jahren leidende J. M., 46 Jahr alt, Mechaniker von Butzbach, war vor dieser Epoche stets gesund und erinnert sich nur, vor vielen Jahren eine 13 Tage dauernde fieberhafte Krankheit (angeblich Nervenfieber) überstanden zu haben und einige Jahre später mit einem fünf Wochen lang währenden Tripper behaftet gewesen zu sein. Aufserdem war M. von je her zu Fufsschweifsen geneigt, ein genaueres Examen über das frühere Verhalten seiner Luftwege ergab jedoch nichts weiter, als dafs Patient sich entsann, zweimal von einer rasch vorübergehenden Heiserkeit befallen gewesen zu sein. Vor zwei Jahren nun hinterliefs ein andauerndes Verweilen in einem unmittelbar zuvor überschwemmt gewesenen Locale eine Disposition zu rheumatischen Gliederschmerzen, welche bei dem leichtesten Anlasse auftauchten. Ein halbes Jahr später folgte eine neue Erkältung, indem Pat. zur Winterszeit nafs geschwitzt aus einem Tanzsaale in die Zugluft trat und daselbst sich unterredend verweilte. Die Folge davon war eine gleich am andern Morgen sich äufsernde Heiserkeit, die jedoch Patient so gering achtete, dafs er nichts dagegen unternahm und seine Arbeit ungestört fortsetzte. Als nach 3 Wochen die Stimme immer noch nicht zurückgekehrt war, trat er in das Spital zu W., verliefs jedoch dasselbe ungebessert schon nach 12 Tagen wieder, angeblich weil er in dieser ganzen Zeit nur einen einzigen ärztlichen Besuch erhalten habe. So verstrich der Sommer, seine Heiserkeit blieb unter übrigens völlig unbeeinträchtigtem Wohlsein dieselbe, als im November während der Arbeit plötzlich unter Kitzel im Halse und Schwindel eine Blutung durch den Mund eintrat. Das Blut wurde ohne Anstrengung ausgeräuspert, war nicht schaumig und sollte seiner Menge nach wohl einen Schoppen betragen haben. Nach mehrtägiger Ruhe griff

Patient wieder zur Arbeit, als sich 14 Tage später der Zufall und noch stärker, wiederholte. Jetzt ging der Kranke aufs Neue ins Spital und verweilte daselbst bis zum März 1848, empfing verschiedne Arzneien, örtlich Blasenpflaster an den Hals, ohne dafs dadurch das Kehlkopfleiden gebessert wurde. Eine Abnahme der früheren Körperfülle und Kraft wurde nun merklich und die früher bestandenen Fufsschweifse hatten sich im Laufe der Krankheit allmählig verloren. Um Weihnachten entstand plötzlich über Nacht eine mäfsige Anschwellung des Hodensackes, derselbe war empfindlich, beim Drucke schmerzhaft; der neue Zufall wurde jedoch von dem Arzte für geringfügig erklärt und nicht weiter beachtet. Mehre Wochen später röthete sich die Scrotalgeschwulst an einer Stelle, spitzte sich zu, brach auf und entleerte ein beträchtliches Quantum Wasser. Die Oeffnung schlofs sich nicht wieder, wurde fistulös und entleerte in der nächsten Zeit Wasser mit Eiter vermischt, später reinen Eiter. Ungebessert kehrte Patient im März zur Arbeit zurück, trat dann um Pfingsten in ein Spital zu D., verweilte jedoch daselbst nur kurze Zeit, consultirte dann noch verschiedne Aerzte und kam endlich nach fast zweijährigem Bestehen des Uebels in unsere Krankenanstalt.

Der Kranke erschien bleich, abgemagert, fettlos, anscheinend blutleer, doch ohne Fieber. Die Sprache war vollkommen aphonisch, nur lispelnd; der Kehlkopf sprang, wegen Abmagerung der weichen Halsbedeckungen bedeutend hervor, war scheinbar vergröfsert und hatte seine natürliche Elasticität verloren. Ein Druck auf die Seitenfläche des Schildknorpels verursachte Schmerz; seitliche Verschiebungen des Kehlkopfes veranlafsten ein crepitirendes Geräusch, ein Phänomen, auf welches keine Schlüsse gestützt werden durften, da es sich bekanntlich auch bei Gesunden findet und von den Reibungen der Larynxknorpel an der vordern Seite der Wirbelsäule herrührt. Das Schlingen war äufserst beschwerlich und schmerzhaft, jeder Bissen mufste, wie der Kranke sich ausdrückte, durch den folgenden gewissermafsen hinabgeprefst werden. Die Ocularinspection des Rachens ergab keine Veränderung daselbst. Gähnenlassen des Kranken bei gleichzeitig niedergedrückter Zunge machte den Kehldeckel nicht sichtbar. Der tonlose Husten trat besonders Nachts in sehr quälenden Paroxysmen auf; der Auswurf war mäfsig, gelblich, schleimig, zuweilen mit Blutstreifen tingirt und wurde ohne grofse Beschwerden herausbefördert; das Athmen war beschwerlich, besonders die Inspiration; die Untersuchung des Kehldeckels mit dem Finger ergab nichts Erhebliches. Die Untersuchung der Brust, von welcher Seite sich Patient völlig gesund glaubte, ergab eine ausgedehnte Dämpfung der ganzen rechten Hälfte, die Ergebnisse der Auscultation waren wegen des Geräusches, welches die Luft beim Durchtritte durch den Kehlkopf verursachte, unsicher. Der kranke Hode hatte die Gröfse eines Hühnereies und zeigte bei stärkerem Drucke noch seine natürliche Empfindlichkeit, woraus gefolgert wurde, dafs sein natürliches Gewebe noch nicht völlig untergegangen sein könne; der von jenem kaum noch unterscheidbare Nebenhode war verdickt und hart, ebenso der Ductus deferens; mehre enge Fistelgänge entleerten einen dünnflüssigen Eiter, welcher bei wiederholten mikroscopischen Untersuchungen keine Samenthierchen erkennen liefs.

Das Uebel wurde sonach für eine Laryngitis chron. ulcerosa mit mäfsiger Lungentuberculose erkannt und das Hodenleiden für jenes bezeichnet, welches Curling (on the diseases of the testis etc.) als chronische Orchitis bezeichnet.

Die Behandlung anlangend wurde in Anbetracht, dafs der Kranke seit zwei Jahren unter dem Einflusse einer eingewurzelten rheumatischen Affection stand, die sich auch jetzt noch zeitweise durch heftige, namentlich zur Nachtzeit eintretende Gliederschmerzen äufserte, so wie, dafs vielleicht selbst ein Zusammenhang des jetzigen Uebels mit der früher bestandenen venerischen Affection obwalten könne, ein alterirendes Verfahren eingeschlagen und am 8. Septbr. das Zittmann'sche Decoct begonnen, gleichzeitig mit Einreibungen des Ungt. tart. stib. in die Gegend des Kehlkopfes. In Berücksichtigung der früher bestandenen Fufsschweifse wurden die Füſse mit Flanellbinden eingewickelt, welche fleiſsig mit Senfmehl bestreut wurden.

September 19. Der Zittmann'sche Trank wurde nicht gut vertragen, verursachte Kolik, mehrmals heftige Diarrhöe, starke Hustenanfälle und muſste endlich im Laufe der zweiten Woche ausgesetzt werden. — Zur Besänftigung des Hustens Syrupus emuls. mit Aq. lauroceras.

October 3. Patient klagt über einen fixen Schmerz an der linken Seite des Halses; daselbst findet sich in der Gegend des oberen Hornes des Schildknorpels eine rundliche, für den Druck empfindliche Geschwulst, deren tiefe Lage die Ermittelung von Fluctuation unmöglich machte. — Zehn Blutigel dahin, Kataplasmen.

October 10. Die Geschwulst am Halse hat die Gröſse einer Wallnuſs erreicht, ist jedoch weniger empfindlich. Der Husten mäſsiger; im übrigen Verhalten keine Aenderung. Einreibung von Jodkalisalbe auf die Geschwulst; innerlich Jod.

October 26. Die Geschwulst am Seitentheile des Halses ist kaum noch bemerklich, die Kehlkopferscheinungen bleiben sich jedoch gleich.

October 28. Heute Nacht, nach einem krampfhaften Hustenanfalle, wurde mehre Stunden lang hellrothes, nicht schaumiges Blut ausgeräuspert, dessen Totalquantum wohl ½ Schoppen betrug.—Digitalis mit Säure, Fuſsbäder.

October 29. Abermals Ausräuspern einer beträchtlichen Menge Blutes. — Kalte Aufschläge um den Hals, Arznei wie gestern.

October 31. Heute Nacht erfolgte eine dritte und noch stärkere Kehlkopfblutung, der man nur nach und nach durch Verschlucken von im Munde aufgelöstem Kochsalz, kalte Aufschläge und die innerliche Darreichung von Morphium Herr wurde. Aeuſserste Erschöpfung des Kranken.

November 3. Es wurden noch während mehrer Tage Klumpen geronnenen Blutes ausgehustet, ohne Zweifel die Reste jenes Blutes, welches während der Blutung in die Bronchien hinabgelaufen war. — Innerlich Eisensalmiak.

November 5. Es erfolgte keine neue Blutung. Der sehr

herabgekommene Kranke klagt über zunehmende Athemnoth; zu der schwierigen, sehr geräuschvollen Inspiration werden alle hierzu dienenden Hülfsmuskeln verwendet. Der Auswurf ist seit den Blutungen sehr beträchtlich, eiterartig. Hustenstürme rauben dem Patient jeden Schlaf. Das seit einiger Zeit bemerkbare abendliche Fieber nimmt den remittirenden Charakter an. — Innerlich Morphium.

November 9. Seit heute Nacht heftige Diarrhöe ohne Leibschmerz. — Amylumklystiere mit Op., innerlich Infus. Ipecac

November 25. Nachdem gegen die Diarrhöen, welche theils breiig, theils wässerig, nie blutig waren, der Reihe nach Cascarille, Columbo, Opium, schwefelsaures Eisen, äufserlich Wärme und Einreibungen von Spir. camph. vergeblich angewandt worden waren, stellte sich dieselbe endlich nach dem Gebrauche des Extr. nuc. vom. spir. Statt dessen treten nun wieder die heftigsten nächtlichen Hustenanfälle mit reichlichem schleimig eiterigem Auswurfe, sowie heftige Gliederschmerzen auf. Das Aufsetzen des Zeigefingers auf die Glottis zum Zwecke einer Untersuchung brachte dem Kranken einige Erleichterung, wefshalb er die Wiederholung dieses Manövers täglich dringend verlangt. Cauterisation der Glottis mit einer Höllensteinlösung (Scrpl. 1 auf Dr. 2). Zur Application der Solution wählte Herr Wernher die zum Einblasen von Luft bestimmte Röhre von Chaussier. Die etwa zwei Linien dicke silberne, gegen das eine Ende hin mäfsig gebogene Röhre ist 1½ Zoll von diesem Ende kreisförmig von einem kleinen Schwämmchen umgeben, welches die Solution aufnimmt, worauf die Röhre auf dem zum Führer dienenden linken Zeigefinger so tief in den Larynx eingeführt wird, bis das Schwämmchen auf der Glottis aufsitzt. Der durch die Cauterisation hervorgerufene Hustensturm war von kurzer Dauer und verhältnifsmäfsig gering.

December 3. Die Cauterisation wurde bis heute mehrfach wiederholt, die späteren Male in der Art, dafs nicht allein das auf die Glottis aufgesetzte Schwämmchen, sondern das ganze in den Kehlkopf eingeführte 1½ Zoll lange Ende der Röhre mit einer verstärkten Solution (1 Theil auf 2 Theile Wasser) befeuchtet wurde. Die Athemnoth, die Reichlichkeit des Auswurfs, die Entkräftung und Abmagerung nahmen jedoch unaufhaltsam zu. Nur beträchtliche Dosen von Morphium machten dem Kranken die Nächte erträglich. Gelatina lichen island.

December 16. Seit der Sistirung der Diarrhöen wird Patient von profusen Schweifsen geplagt. Waschungen mit aromatischem Essig, innerlich wie oben.

December 20. Bei zunehmender Entkräftung, Abmagerung und Colliquation erfolgte heute unter den Erscheinungen von Lungenlähmung der Tod.

Leichenöffnung.

a) der Schädelhöhle: Die Scheitelbeine sind in ihrer Mitte durch Anlagerung lavaförmiger Osteophyten verdickt, die Knochen, besonders längst des Sinus longitudinalis sehr blutreich. Links liegt längs des ganzen Sinus longitudinalis unter der harten Hirnhaut ein seröses Infiltrat, sehr dicke, offenbar ältere Exsudate und sogenannte zahlreiche pacchionische Drüsen. Die Venen der Hirnoberfläche stark entwickelt und mit Blut gefüllt. In beiden Seitenventrikeln die Plex. choroid. sehr blutreich; im linken Ventrikel etwas gefärbtes Serum. Im Uebrigen nichts Abnormes.

b) Kehlkopf. Die während des Lebens ohne Zweifel vorhanden gewesene Röthung der Schleimhaut des Kehlkopfes war verschwunden, während noch eine leichte fleckige Röthe in der Luftröhre existirte. Den Umstand, dafs man nach dem Tode die chronische Entzündungsröthe in ersterem gewöhnlich geschwunden, in letzterer hingegen fortbestehen findet, sucht Trousseau (Mém. de l'Acad. de méd., tome 6) durch die geringere Vascularität der im natürlichen Zustande festen und bleichen Larynxschleimhaut zu erklären. Die Anschwellung der Schleimhaut des Kehlkopfes und Kehldeckels war sehr beträchtlich; so betrug der Dickedurchmesser des Kehldeckels an seiner Basis bei 6 Linien, die Ligamenta ary-epiglottica bildeten zwei fast haselnufsgrofse, derbe, fibröszellige Wülste;

in gleicher Weise waren die Stimmbänder und die ganze übrige den Kehlkopf auskleidende Schleimhaut verdickt. Nach Eröffnung des Kehlkopfes von der vorderen Seite her fand sich die Schleimhaut an der oberen Hälfte des breiten Theiles des Ringknorpels zerstört, die blofsgelegte Knorpelfläche verknöchert (mit deutlich wahrnehmbaren Knochenkörperchen,) und cariös; nach Wegnahme dieser sehr dünnen Knochenschichte fanden sich die mittleren und äufseren Schichten der Ringknorpelplatte noch unverknöchert; ebenso war der ganze schmale Theil des Ringes vollkommen knorplig. Bei Verfolgung des oberen cariösen Randes der Ringplatte fand sich links deren Gelenkfläche zur Verbindung mit dem Giefskannenknorpel frei liegend und der letztere verschwunden, der noch vorhandene rechte Giefskannenknorpel hingegen war vollkommen verknöchert (zeigte unter dem Mikroscope Knochenkörperchen) und nekrotisch; dabei waren seine Flächen und Kanten noch deutlich erkennbar, seine Adhäsionen an den Schild- und Ringknorpel nur noch schwach und ohne Zweifel würde bei längerer Erhaltung des Lebens seine völlige Lösung und Ausstofsung gleich jenem der andern Seite nicht mehr ferne gewesen sein. Da das Vorkommen einer vollständigen Verknöcherung der Giefskannenknorpel zu den Seltenheiten gehört, ja von Manchen ganz geläugnet wurde, so bietet der Befund von dieser Seite ein besondres Interesse. Der Schildknorpel war theilweise verknöchert. Die eigenthümliche Art dieser Verknöcherung veranlafste uns zur Vergleichung einer beträchtichen Anzahl getrockneter Schildknorpel des hiesigen pathologischen Kabinettes, wonach sich folgender Bildungsgang der Verknöcherung als ziemlich unwandelbares Gesetz herausstellte. Am constantesten und frühsten sind der untere und hintere Rand, sowie das untere Horn des Schildknorpels verknöchert; von hier schreitet der Procefs auf das obere Horn und sodann, doch schon weit weniger constant, von da auf den obern Rand des Knorpels, um sich bis gegen oder zur Incisura thyr. zu erstrecken. Ganz constant wieder erhebt sich etwa von der Mitte des verknöcherten unteren Randes jeder Schildhälfte eine zungenförmige Verlängerung, welche sich schief nach innen und oben verlängert und endlich mit dem obern Rande, wenn dieser verknöchert ist, zusammenfliefst, so dafs auf jeder Schildhälfte vor und hinter dieser Zunge ein unverknöcherter Raum übrig bleibt; der vordere Knorpelraum wird von dem der entgegengesetzten Seite durch eine von der Incisura thyr. inferior bis zur Incisura thyr. superior emporwachsende pyramidenförmige Verlängerung getrennt. Hiermit oder auch schon früher scheint der Verknöcherungsprocefs vorläufig erschöpft zu sein und die Ausfüllung der genannten beiden Räume erst in spätern Zeiträumen zu Stande zu kommen. Irrig ist es, die Ossification der Kehlkopfknorpel für eine blofse Verkalkung zu erklären, die meisten von uns mikroscopisch untersuchten Präparate wiesen sich vielmehr als wahre Knochenmasse aus; an manchen freilich erschien die Knochenstructur sehr mangelhaft und bildete nur ein sehr weitmaschiges Gewebe, aus welchem sich die erdige Masse mit Leichtigkeit herausblasen oder klopfen liefs. Eigenthümlicher Weise entsprachen diese unvollständigeren Verknöcherungen in der Regel jenen vier Räumen, welche der ersten Verknöcherungsperiode zu entgehen pflegen. Interessant ist auch der hohe Grad von Symmetrie, welchen der Verknöcherungsprocefs an beiden Schildhälften einhält, so dafs sich fast für jedes Knochenpünktchen oder Spitzchen der einen Seite ein ihm genau entsprechendes der andern findet. Irrig ist die Ansicht, dafs die Verknöcherung nur einen inneren und äufseren Beschlag des Knorpels bilde, welcher Anschein dadurch veranlafst wird, dafs die verknöcherten Stellen an getrockneten Präparaten beträchtlich über das Niveau der Knorpel wegen Verschrumpfung dieser letzteren hervorspringen; schneidet man ein, so überzeugt man sich, dafs die Ossification die ganze Dicke des Schildes durchdringt. Bezüglich der Verknöcherung des Ringknorpels haben wir dem Bekannten nichts hinzuzufügen.

Die Geschwulst anlangend, welche an der linken Seite des Halses wahrgenommen, dann zertheilt worden war, später wieder fühlbar wurde und einige Wochen vor dem Tode zum zweitenmale verschwand, so bestand dieselbe, wie man während des Lebens richtig vermuthet hatte, in einem Abscesse, wie dies sich aus der vorgefundenen, doch völlig leeren, derbwandigen, glatten, auf Kosten der umgebenden Weichtheile gebildeten Abscefshöhle von Wallnufsgröfse ergab. An der hinteren Wand der Höhle bemerkte man in einer kleinen Oeffnung das in seiner unteren Hälfte verknöcherte und an einer umschriebenen Stelle seiner vorderen Seite cariös gewordene obere Horn des Schildknorpels, welche Affection ohne Zweifel die Quelle des Abscesses war. Die Höhle war nach allen Seiten hin genau verschlossen, wefshalb man schon während des Lebens vergeblich versucht hatte, die Geschwulst durch Druck in den Larynx zu entleeren.

c) Lungen: die rechte Lunge ist mit dem Thorax durch zahlreiche ältere Adhäsionen verwachsen, an der linken existiren dergleichen nur an ihrer hinteren Fläche. In der Spitze der rechten Lunge findet sich eine nufsgrofse Tuberkelablagerung und durch die ganze Lunge zerstreut einzelne erbsengrofse Tuberkeln. An der Spitze der linken Lunge fand sich eine kleine überhäutete Caverne, im übrigen Theile der Lunge nur sparsame Tuberkelablagerungen; die Ränder beider Lungen waren emphysematös, die Lungensubstanz ziemlich blutreich und melanotisch.

Was nun die richtige Deutung der in der Krankengeschichte und dem Leichenbefunde der Luftwege mitgetheilten Specialitäten betrifft, so scheint mir die Entstehung und der Verlauf des Uebels in folgender Weise begründet zu sein: Wie so häufig in Leichen einzelne Lungentuberkel gefunden werden, ohne dafs man deren Existenz nur ahnen konnte und deren Tod durch ganz Andres herbeigeführt wurde, so mochten wohl auch bei M. vor dem Beginne des Kehlkopfleidens leichte Tuberkelablagerungen in den Lungen bestanden haben. Die Gelegenheitsursache zur Laryngitis war unzweifelhaft die ihr unmittelbar vorausgegangene Erkältung, die Form höchst wahrscheinlich eine Perichondritis, welche sich auf der oberen und inneren Fläche der Ringknorpelplatte und den Giefskannenknorpel localisirte, nach und nach zur Verknöcherung und Verschwärung der unterliegenden Knorpel führte und durch ihre unausbleibliche Rückwirkung auf die Nachbartheile die beträchtlichen Verdickungen der Kehlkopfschleimhaut veranlafste. Dafs aber das Kehlkopfleiden zur Lungentuberculose in einer gewissen Wechselwirkung stand, scheint mir unzweifelhaft und wohl in der Art, dafs das versteckte Lungenübel zur Ursache des hartnäckigen Fortbestehens der Larynxaffection und diese wiederum, durch Luftmangel, Hustenreiz, Erregung, Schlaflosigkeit etc. zur Quelle der weiteren Ausbreitung und rascheren Schmelzung der Lungentuberkulose ward.

Die wichtigste Bereicherung der Neuzeit in der Behandlung der Kehlkopfgeschwüre ist die von französischen Aerzten, namentlich von Trousseau und Belloc in die Praxis eingeführte Cauterisation des Kehlkopfes mit einer concentrirten Höllensteinlösung. Gar manches Kehlkopfleiden war und ist wohl nur darum unheilbar, weil es für örtlich anzuwendende Mittel unzugänglich scheint und die momentan sehr stürmischen Zufälle, welche jede Berührung der Kehlkopfschleimhaut begleiten, für Kranke und Aerzte etwas Abschreckendes hat. Es wird daher wohl noch geraumer Zeit bedürfen, bis die Ueberzeugung von der Unschädlichkeit der Cauterisation das ärztliche Publikum dergestalt durchdrungen hat, dafs diese überall da in Anwendung kommt, wo sie von Nutzen sein kann. Gerade diese Seltenheit ihrer Anwendung ist wohl auch der Grund, dafs das Cauterisationsverfahren sich noch nicht der wünschenswerthen Vervollkommnung erfreut. Trousseau leitet das Aetzmittel entweder mittelst eines fest zusammengewickelten Papierröllchens, an dessen einem Ende ein Tropfen der Flüssigkeit hängt, bei niedergedrückter Zunge hinter den Kehldeckel und läfst jenen dann durch eine schwingende Bewegung auf den Larynx fallen, oder er bedient sich, wenn er zugleich den Pharynx, die Zungenwurzel und den Eingang des Kehlkopfs cauterisiren will, eines hakenförmig gekrümmten Fischbeinstäbchens, an dessen Ende ein mit dem Aetzmittel getränktes Schwämmchen befestigt ist, welches, während der Kranke schluckt, sanft auf den Larynx aufgedrückt wird. Es begreift sich sehr leicht, dafs es in der einen wie andren Verfahrungsart eines gewissen Zufalles bedarf, soll die Flüssigkeit wirklich mit der oft sehr beschränkten Geschwürfläche, deren eigentlicher Sitz uns meist unbekannt, in Berührung treten. Noch weniger zuverläfsig scheint mir Canstatt's Verfahren, welcher das Aetzmittel durch eine gebogene Spritze, die theils mit dem Fluide, theils mit Luft gefüllt ist, in Form eines feinen Regens über dem Kehlkopfe entleert. In allen Fällen, wo die Geschwüre nicht an der obern Fläche des Kehlkopfes sitzen, wie z. B. in unserem Falle, wird gewifs nur ein Spiel des Zufalles das in den Kehlkopf gelangende Fluid (wenn dessen Herablaufen überhaupt nicht durch krampfhaftes Aushusten verhindert wird) an die richtige Stelle gelangen lassen. Die beabsichtigte Cauterisation des Geschwüres scheint mir nur dadurch eine gesicherte, dafs man das Aetzmittel mit allen Theilen des Kehlkopfes, also auch mit der Kehlkopfhöhle in directe Berührung setzt, was auf geeignete Weise mittelst einer der oben gedachten Röhre von Chaussier ähnlichen geschehen kann, welche von dem kreisförmigen Schwämmchen abwärts mit einer Schichte Badeschwamms zur Aufnahme der Solution überzogen wird, die dann aber nicht eine seitliche Oeffnung, wie bei Chaussier's Röhre, sondern eine untere, wohl abgerundete besitzen müfste, damit während der Application die Respiration nicht unterbrochen wird.

d) Bauchhöhle: Als Befund der Bauchorgane verdienen nur mehre am Ende des Ileums getroffene Darmgeschwüre einer Erwähnung; dieselben hatten unregelmäfsige, zackige Ränder, einen rothen, blutigen, fast nur noch aus der Serosa bestehenden Grund und rührten unzweifelhaft von bereits zerflossener Tuberkelmasse her, welche unter die Schleimhaut abgelagert war. Dieser Abstofsungsprocefs war es, welcher die mehre Wochen lang dauernden Diarrhöen veranlafst hatte.

e) Hodengeschwulst: Wir gelangen nun zum letzten Theile der Leichenuntersuchung, zu der des kranken Hodens. Derselbe zeigte äufserlich noch ganz jene in der Krankengeschichte angeführte Beschaffenheit, bildete eine grofse, ovale, platte, ziemlich feste und gleichförmig consistente, von den Seiten etwas abgeflachte Geschwulst, an welcher die Scheidung des Hodens und Nebenhodens nicht mehr zu erkennen war;

die erwähnten Fistelgänge bestanden noch, das Vas deferens war etwas verdickt. Ein vom vorderen Rande der Geschwulst zum hinteren geführter Schnitt ergab Folgendes: Die Scheidenhaut ist allenthalben mit der Albuginea verwachsen; die Durchschnittsfläche des Hodens bietet einestheils gesundes Hodengewebe dar, zwischen dieser normalen Hodensubstanz finden sich aber zahlreiche, scharf begrenzte, hanfkorn- bis erbsengrofse, über das Niveau der Normalsubstanz hervorspringende Knötchen eingestreut; dieselben sind mit einer gelblichen, halb durchsichtigen Materie gefüllt und in vielen von ihnen unterscheidet man als Centrum einen intensiv gelben, undurchsichtigen, stecknadelkopfgrofsen Kern. Während diese Beschaffenheit im vorderen und mittleren Theile des Hodens statt hat, erscheint die Hodensubstanz an dessen hinterem Rande etwa in der Breite von zwei und der Länge von sechs Linien in ein gelbliches, vollkommen gleichförmiges, derbes, anscheinend faseriges Gewebe umgewandelt, welches ein ziemlich regelmäfsiges längliches Viereck bildet, dessen eine lange Seite von dem hinteren Rande des Hodens gebildet wird und dessen drei übrige haarförmig scharf von der früher beschriebenen Hodenmasse abgegränzt sind. An der Stelle des zerstörten Nebenhodens findet sich eine mit dünnem Eiter gefüllte und von derben Wänden umschlossene Höhle; eine von aufsen in die Fistelgänge eingeführte Sonde gelangt in diesen Eiterheerd.

Die genauere Prüfung der in die Normalsubstanz des Hodens eingestreuten Knötchen ergab Folgendes: Die normalen Samenkanälchen waren von der Oberfläche des glatten Säckchens leicht ablösbar, nur hier und da schienen Einzelne unmittelbar in dasselbe überzugehen. Die Form der Säckchen erschien bei deren Freilegung bald rundlich, meist aber länglich gestreckt, mitunter röhrenförmig, mit einzelnen Ausweitungen und Einschnürungen, so dafs sich uns bei der ersten Untersuchung die Vermuthung aufdrängte, beträchtlich erweiterte Samenkanälchen vor uns zu haben, wiederholte Nachforschungen zeigten aber, dafs man nicht im Stande war, die gedehnten Säckchen über die Länge von 1 – 1½ Linien hinaus zu verfolgen, wo sie mit einem stärkeren Samenkanälchen zu endigen pflegten, ohne dafs jedoch ein vermittelnder Uebergang von der Weite des Sackes zur Enge des Samenganges stattgehabt hätte. Die Sackwandung selbst bestand aus einer derben, schwer zerreifslichen, unter dem Skalpelle knirschenden, durchsichtigen Membran. Der Inhalt der Säckchen war dickflüssig, bot unter dem Mikroscope keine bestimmt charakterisirte Form dar und konnte in seiner amorphen Beschaffenheit von Tuberkelmaterie nicht unterschieden werden. Einzelne unter dem Mikroscope untersuchte normale Samengänge zeigten in ihrem Innern dieselbe amorphe Substanz.

Das gelbe, feste, faserige Gewebe am hinteren Hodentheile erwies sich aus zahlreichen Röhren bestehend, welche gleichförmig mit derselben amorphen Substanz gefüllt waren.

Ganz ähnliche Hodenkrankheiten, wie die soeben beschriebene, sind bereits von Cruveilhier und Curling mitgetheilt und abgebildet worden. Der in Cruveilhier's pathologischer Anatomie (Liv. 5, Pl. 1, Fig. 5) abgebildete Fall ist bezüglich der in die Hodensubstanz eingestreuten Knötchen dem unserigen ganz ähnlich und wird von demselben als Sarcocèle tuberculeux beschrieben. Er hält diese Form der Hodengeschwulst für ziemlich häufig und der Zertheilung fähig und giebt ferner an, dafs sich die übrigen Organe neben derselben meist in voller Integrität befänden und Exstirpation einen günstigen Ausgang gewähre. Die näheren Structurverhältnisse angehend, meint er, dafs sich die weniger entwickelten Tuberkel auf Kosten jenes Zellengewebes, welches die Samenkanälchen umgiebt, gebildet, dafs die gröfseren hingegen die Samenkanälchen selbst eingenommen hätten (eine Beschreibung, die sich keiner sonderlichen Klarheit erfreut). Noch zwei andere, bei Cruveilhier abgebildete, hierher gehörige Fälle sind Fig. 1 und 2, der Livraison 9, Pl. 1; namentlich findet sich hier an Fig. 2 eine ähnliche, von der hinteren Wand des Hodens ausstrahlende, gelbe, faserige Substanz, wie in unserem Falle, nur mit dem Unterschiede, dafs sie sich dort strahlig in die gesunde Hodensubstanz verliert, während sie in unserm Falle scharf begrenzt war. Ohne eigentlich auf diese Formirung Rücksicht zu nehmen, scheint Cruveilhier dieselbe beiläufig erklären zu wollen, indem er sagt, dafs der Nebenhode stets der Hauptsitz des Uebels sei, von welchem es sich auf zweierlei Weise manchmal dem Hoden mittheile, entweder in dem sich mehr oder minder zahlreiche Tuberkeln zerstreut in der Hodensubstanz bildeten, oder indem die Tuberkelinfiltration durch Irradiation sich längs der fibrösen Ausstrahlungen des Corpus Highmori in den Hoden erstreckte. Cruveilhier nennt bei dieser Gelegenheit die Tuberculose des Nebenhodens und Hodens die am häufigsten vorkommende Form unter allen Sarcocelen, rechnet dahin aber nicht etwa blofs die mit Scrofulose und Tuberkulose anderer Organe vergesellschafteten Fälle, sondern auch die Sarcocele syphilitica, jene, welche aus chronischen Entzündungen als Folge äufserer Eingriffe entsteht, er betrachtet mit einem Worte die Krankheit als das Product einer chronischen Entzündung.

Curling (l. c.), welcher diese Krankheitsform des Hodens unter der Benennung *chronische Orchitis* beschreibt, theilt eine Abbildung (S. 294) mit, welcher unser Fall noch mehr als jener bei Cruveilhier entspricht, indem sich neben der Vereiterung des Nebenhodens und den zerstreuten Tuberkeln in der Hodensubstanz auch das gelbfaserige Gewebe an der hintern Seite des Hodens findet, Curling will jedoch diese gelbe Ablagerung nicht Tuberkeln genannt wissen, wovon sie völlig verschieden sei. Ich möchte fragen, wie man eine Hodengeschwulst von Hodentuberkulose unterscheiden will, in deren Nebenhoden man einen mit einer breiigen Masse gefüllten Sack, der sich durch Fisteln nach aufsen entleert, findet und wo der Hode sich infolge eines späteren Nachschubes von unorganisirten, runden, isolirten, gelblichgrauen Körpern durchsetzt findet und die mit der Zeit ohne Zweifel im Hoden eine ähnliche Destruction herbeigeführt haben würden, wie sie im Nebenhoden bereits eingetreten ist? Dies ist aber in seinen Hauptzügen das Bild, welches Curling von der chronisch entzündlichen Hodengeschwulst entwirft und welches im Wesentlichen auch unserm Falle vollkommen gleicht, von welchem, nach der obigen Schilderung des Befundes und in Berücksichtigung, dafs das Uebel gleichzeitig neben Lungen- und Darmtuberkulose sich entwickelte, wohl Niemand die tuberkulöse Natur bezweifeln wird. Wenn Curling zur Diagnose beider Uebel anführt, dafs die Tuberkelkrankheit des Hodens noch indolenter sei, noch langsamer verlaufe, als die chronische Orchitis, dafs bei jener die Oberfläche der Geschwulst unregelmäfsig und die Geschwulst selbst kleiner sei, so widerlegt ihn hierin gleich unser Fall, wo die Anschwellung unter Entzündungserscheinungen über Nacht entstanden war und sich nach wenigen Wochen schon Fistelgänge gebildet hatten, und wo die Geschwulst eine ganz gleichmäfsige Oberfläche und die Gröfse eines starken Hühnereies hatte. Bei aufmerksamer Durchlesung von Curling's Abhandlung ward ich der Ueberzeugung, dafs derselbe, ohne eigentliche Berechtigung durch Befund und Verlauf, da eine Hodentuberkulose annimmt, wo sich die Zeichen einer scrofulösen Constitution oder schon ausgebrochene Scrofulose oder Tuberkulose in anderen wichtigeren Organen finden, indem er wohl von der Idee der Nothwendigkeit einer allgemeinen Dyscrasie zur Hervorbringung des Tuberkels beherrscht war, während die Erfahrung mehr und mehr zu bestätigen scheint, dafs Tuberkeln aus rein örtlichen Ursachen hervorgebracht werden können und dafs, wie Engel zuerst aussprach, jedes plastische erstarrte Exsudat, wenn es nicht resorbirt, aufgelöst oder organisirt wird, sich in Tuberkelmasse umwandeln könne.

Curling erklärt sich bezüglich des eigentlichen Sitzes der Tuberkelmasse gegen die früher erwähnte Ansicht Cruveilhier's und meint, dafs dieselbe in den Samenröhrchen abgelagert sei. Nach den oben angegebenen Resultaten unserer eignen Untersuchungen mufs geschlossen werden, dafs sie theils innerhalb, theils aufserhalb der Tubuli seminiferi abgesetzt ist. Was zuerst die in die gesunde Hodensubstanz eingestreuten Knötchen betrifft, so scheint die Ansicht, welche Herr Professor J. Vogel bezüglich unseres Präparates geltend machte, der Wahrheit am nächsten zu kommen. Die derben Säcke, in welche die Materie eingeschlossen ist, hält derselbe für einzelne verdickte Parthien jener zelligen Scheidewände, welche sich von der Albuginea aus in das Innere des Hodens begeben und dessen Substanz in zahlreiche (100—200 nach Krause) Läppchen theilen; unter diesem verdickten Ueberzuge sammle sich das Exsudat und comprimire und verkleinere das Läppchen, dem wahrscheinlich der centrale Kern der Knötchen entspreche. J. Vogel glaubte somit hier ein ganz analoges Verhalten zu finden, wie in der Cirrhose der Leber. Anders verhielt sich und mufste sich wegen der anderartigen anatomischen Structur die Ablagerung an dem hinteren Hodenrande verhalten. Hier war das Exsudat nicht in einzelnen Herden angehäuft, sondern gleichförmig in allen Röhrentheilchen enthalten, welche das sogenannte Rete Halleri bilden, d. i. jenes Gewebe von Samenröhrchen, die das Corpus Highmori oder Mediastinum testis einnehmen und ein scharf begrenztes längliches Viereck bilden, wie man sich an guten Abbildungen überzeugen kann. Die scharfe Abgrenzung der gelben Masse am hinteren Hodenrande wird sonach durch die anatomischen Verhältnisse vollkommen erklärt. Die innige Verschmelzung der Tuberkelmasse mit den Samenröhrchen bewirkte das gleichförmig gelbe, faserige Ansehen der Schnittfläche, an welcher Hodenparenchym und fremde Substanz mit blofsem Auge nicht unterschieden werden konnten. Höchst wahrscheinlich scheint es mir, dafs die Absetzung der Tuberkelmaterie in drei Abschnitten geschah, dafs der vereiterte Nebenhode zuerst, dann das Rete Halleri und endlich erst die Läppchen des Hodens ergriffen wurden.

Die Gattung der Hodengeschwülste, welcher der somit ausführlich geschilderte Fall angehört, ist, wie schon Cruveilhier bemerkt, wohl unter allen Hodenanschwellungen die häufigste; da das Uebel aber, namentlich, wo es noch nicht zur Eiterung kam und noch keine allgemeine Tuberkeldyscrasie besteht, sehr wohl der Rückbildung fähig ist, so bietet sich dasselbe verhältnifsmäfsig nur selten der directen Untersuchung dar, wefshalb wir in seiner Beschreibung möglichst sorgfältig waren.

Für die Behandlung konnte unser Fall unter den obwaltenden Umständen keine Bereicherung gewähren, bemerkt sei nur, dafs innerlich das Quecksilber und Jodkali, örtlich die Jodsalbe u. Compression den entschiedensten Nutzen zu gewähren scheinen.

S.

Druck von Wilhelm Keller in Giessen.

FSC
www.fsc.org
MIX
Papier | Fördert gute Waldnutzung
FSC® C083411

Zeitfracht Medien GmbH
Ferdinand-Jühlke-Straße 7
99095 Erfurt, Deutschland
produktsicherheit@kolibri360.de